essentials

Essentials liefern aktuelles Wissen in konzentrierter Form. Die Essenz dessen, worauf es als „State-of-the-Art" in der gegenwärtigen Fachdiskussion oder in der Praxis ankommt. Essentials informieren schnell, unkompliziert und verständlich

- als Einführung in ein aktuelles Thema aus Ihrem Fachgebiet
- als Einstieg in ein für Sie noch unbekanntes Themenfeld
- als Einblick, um zum Thema mitreden zu können

Die Bücher in elektronischer und gedruckter Form bringen das Expertenwissen von Springer-Fachautoren kompakt zur Darstellung. Sie sind besonders für die Nutzung als eBook auf Tablet-PCs, eBook-Readern und Smartphones geeignet.

Essentials: Wissensbausteine aus den Wirtschafts, Sozial- und Geisteswissenschaften, aus Technik und Naturwissenschaften sowie aus Medizin, Psychologie und Gesundheitsberufen. Von renommierten Autoren aller Springer-Verlagsmarken

Weitere Bände in dieser Reihe
http://www.springer.com/series/13088

Gwendolyn Gramer • Georg F. Hoffmann
Uta Nennstiel-Ratzel

Das erweiterte Neugeborenenscreening

Erfolge und neue Herausforderungen

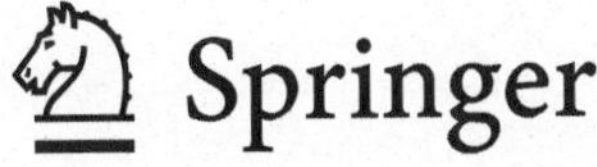

PD Dr. med. Gwendolyn Gramer und
Prof. Dr. med. Prof. h.c. (RCH)
Georg F. Hoffmann
Heidelberg
Deutschland

Dr. med. Uta Nennstiel-Ratzel
Oberschleißheim
Deutschland

ISSN 2197-6708 ISSN 2197-6716 (electronic)
essentials
ISBN 978-3-658-10492-4 ISBN 978-3-658-10493-1 (eBook)
DOI 10.1007/978-3-658-10493-1

Die Deutsche Nationalbibliothek verzeichnet diese Publikation in der Deutschen Nationalbibliografie; detaillierte bibliografische Daten sind im Internet über http://dnb.d-nb.de abrufbar.

Springer

Gedruckt auf säurefreiem und chlorfrei gebleichtem Papier

Springer Fachmedien Wiesbaden ist Teil der Fachverlagsgruppe Springer Science+Business Media (www.springer.com)

Danksagung

Wir danken den vielen Beteiligten, welche das Neugeborenenscreening verantwortungsbewusst kontinuierlich durchführen und helfen, es mit Anregungen und Kritik weiterzuentwickeln, insbesondere den Kolleginnen und Kollegen der Screeningkommission der Deutschen Gesellschaft für Kinder-und Jugendmedizin.

Die Arbeiten von Gwendolyn Gramer und Georg F. Hoffmann wurden durch die großzügige Förderung der Dietmar Hopp Stiftung, St. Leon-Rot, ermöglicht.

Was Sie in diesem Essential finden können

- Eine Einführung in Grundlagen und Geschichte des Neugeborenenscreenings
- Erläuterung der rechtlichen Grundlagen, des Ablaufs und der Verantwortlichkeiten beim Neugeborenenscreening
- Übersicht der aktuellen Zielkrankheiten des Neugeborenenscreenings in Deutschland
- Darstellung der Behandlungsergebnisse und psychosozialen Auswirkungen des Neugeborenenscreenings
- Ethische Fragestellungen und Zukunftsperspektiven

Vorwort

Die Weltgesundheitsorganisation und die Europäische Gemeinschaft haben die Prävention und Behandlung seltener Erkrankungen (Orphan-Erkrankungen) als eine zentrale Herausforderung für die Gesundheitsversorgung im 21sten Jahrhundert in das Zentrum ihrer Aufmerksamkeit gestellt. Zunächst mutet dies paradox an. Insgesamt sind seltene Erkrankungen aber so häufig, dass sie ein Viertel aller bekannten Erkrankungen ausmachen und ebenso viele Menschen betreffen wie die großen Volkskrankheiten. In vielen europäischen Ländern konnten inzwischen aufwendige Aktionspläne zur Verbesserung der Versorgung von Menschen mit seltenen Erkrankungen entwickelt werden, z. B. in Frankreich (http://www.orpha.net/docs/PMR-GB.pdf) und Italien (http://www.malattierare.iss.it/). In Deutschland hat das Thema durch die Übernahme der Schirmherrschaft über die Allianz Chronischer Seltener Erkrankungen e. V. (ACHSE e. V., http://www.achse-online.de) durch Frau Eva Luise Köhler, die Ehefrau des ehemaligen Bundespräsidenten, verstärkte Aufmerksamkeit erhalten. 2013 konnte nach aufwendiger Abstimmung aller wesentlichen Akteure im Gesundheitswesen und der in der ACHSE zusammengeschlossenen Selbsthilfegruppen unter Federführung der Bundesministerien für Gesundheit und Bildung und Forschung ein umfangreicher Nationaler Aktionsplan für Menschen mit seltenen Erkrankungen erarbeitet und verabschiedet werden. Seitdem werden Handlungsfelder, Empfehlungen und Maßnahmenvorschläge konkretisiert und schrittweise umgesetzt (http://www.bundesgesundheitsministerium.de/fileadmin/dateien/Downloads/N/NAMSE/Nationaler_Aktionsplan_fuer_Menschen_mit_Seltenen_Erkrankungen_-_Handlungsfelder__Empfehlungen_und_Massnahmenvorschlaege.pdf). Deutschlandweit konnten inzwischen fast 20 spezialisierte Zentren zur Versorgung von Menschen mit seltenen Erkrankungen etabliert werden, z. B. http://www.klinikum.uni-heidelberg.de/Zentrum-fuer-Seltene-Erkrankungen.119129.0.html.

Innerhalb der seltenen Erkrankungen sind die mehr als 600 genetisch bedingten Störungen des Intermediärstoffwechsels (angeborene Stoffwechselerkrankungen) von besonderer Relevanz. Etwa eines von 100 Neugeborenen ist durch Stoffwechselerkrankungen oder hormonelle Erkrankungen in seiner Gesundheit gefährdet. Die Möglichkeiten einer raschen und eindeutigen Diagnostik und vor allem erfolgreichen Behandlung dieser Erkrankungen wurden durch Fortschritte der molekularen Medizin in einem noch vor wenigen Jahren nicht vorhersehbaren Umfang entscheidend verbessert. Die Weiterentwicklung biochemischer und molekularbiologischer Techniken erlaubt zunehmend eine eindeutige präsymptomatische Identifizierung betroffener Kinder bereits in der Neugeborenenperiode anhand des Neugeborenenscreenings. Das flächendeckende Screening aller Neugeborenen kurz nach der Geburt und die damit mögliche Frühbehandlung sind etablierte zentrale Maßnahmen der Präventivmedizin mit großem Entwicklungspotential für eine entscheidende Verbesserung der Gesundheit und Lebensqualität zahlreicher betroffener Kinder.

Heidelberg, Dachau, Februar 2015 Gwendolyn Gramer, Georg F. Hoffmann
Uta Nennstiel-Ratzel

Inhaltsverzeichnis

Das erweiterte Neugeborenenscreening

Erfolge und neue Herausforderungen

Autoren

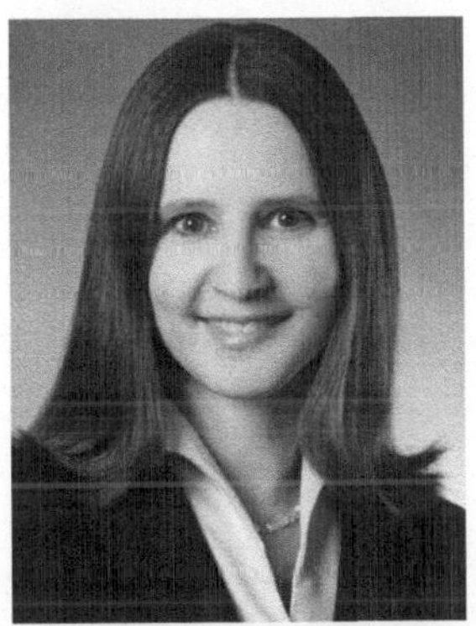

Privatdozentin Dr. med. Gwendolyn Gramer
Zentrum für Kinder- und Jugendmedizin des Universitätsklinikums Heidelberg
Sektion für Neuropädiatrie und Stoffwechselmedizin
Im Neuenheimer Feld 430
D-69120 Heidelberg

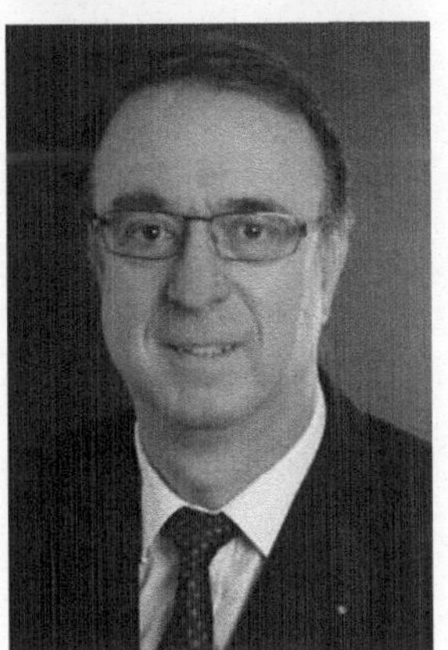

Univ.-Prof. Dr. med., Prof. h.c. (RCH) Georg F. Hoffmann
Zentrum für Kinder- und Jugendmedizin des Universitätsklinikums Heidelberg
Im Neuenheimer Feld 430
D-69120 Heidelberg

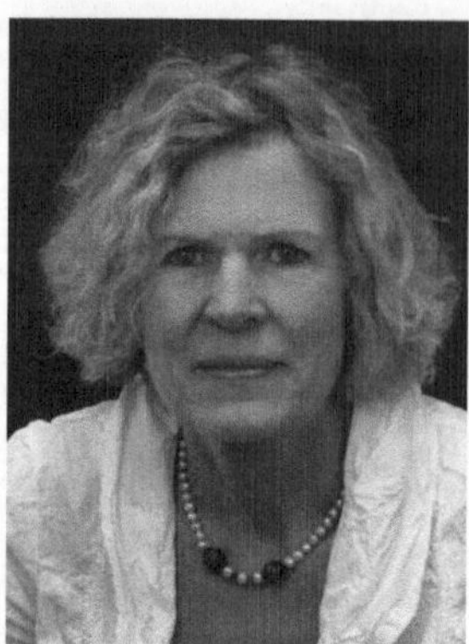

Dr. med. Uta Nennstiel-Ratzel MPH
Screeningzentrum
Bayerisches Landesamt für Gesundheit und Lebensmittelsicherheit
Veterinärstr.2
D-85764 Oberschleißheim

1 Einleitung

Der Begriff *Screening* bezeichnet in der Medizin Untersuchungen an allen Mitgliedern einer Bevölkerungsgruppe ohne Vorselektion durch Krankheitssymptome oder besondere Risiken. Ziel ist es, Krankheiten im präsymptomatischen Stadium zu diagnostizieren und Krankheitssymptome durch eine frühzeitige Behandlung zu verhindern oder zu lindern. Voraussetzung für den Erfolg derartiger Programme ist eine hohe Sensitivität der angewandten Untersuchungsmethoden (möglichst alle Betroffenen werden identifiziert) und eine hohe Spezifität (möglichst wenige Gesunde werden durch falsch positive Resultate beunruhigt).

Aktuelle Beispiele sind die Programme zur Brustkrebs-Früherkennung durch Mammographie bei allen Frauen jenseits des 50. Lebensjahres oder die Bestimmung des prostataspezifischen Antigens zur frühzeitigen Diagnose des Prostatakarzinoms bei Männern ab 45 Jahren. Projekte zur Evaluation derartiger präventivmedizinischer Maßnahmen werden von den Krankenkassen nach dem Sozialgesetzbuch V gefördert.

In der Kinder- und Jugendmedizin stellte die Einführung des Neugeborenenscreenings für verschiedene Stoffwechselerkrankungen und Hormonstörungen einen entscheidenden Fortschritt in der Präventivmedizin dar. Mangelernährung und Infektionen sind als Ursachen von Krankheit, Behinderung und Tod durch den allgemeinen Wohlstand sowie die Entwicklung von Antibiotika und Impfprogrammen in den entwickelten Ländern in den Hintergrund getreten. Parallel wuchs die Bedeutung von genetischen Erkrankungen, insbesondere angeborener Defekte des Stoffwechsels. Die Entwicklung erfolgversprechender Behandlungsmaßnahmen und vereinfachter sensitiver Diagnoseverfahren bereiteten schließlich den Boden für die Früherkennung einer Reihe von Stoffwechselstörungen bereits in

G. Gramer et al., *Das erweiterte Neugeborenenscreening,* essentials,
DOI 10.1007/978-3-658-10493-1_1

der Neugeborenenperiode. Hieraus entstanden in den meisten Ländern der ersten und zweiten Welt *Neugeborenenscreening-Programme* als ein fester Bestandteil der gesundheitlichen Vorsorgemaßnahmen.

Durch die Adaptation der Technologie der Elektrospray-Ionisations-Tandem-Massenspektrometrie (ESI-MS/MS, Abb. 3) aus Trockenblutproben für das Neugeborenenscreening seit Ende der 1990er Jahre haben die seit den 70er Jahren etablierten Programme zum Teil einen revolutionären Wandel erfahren, der neue Strategien erfordert, einschließlich der Berücksichtigung gesellschaftlicher Wertvorstellungen. Das Neugeborenenscreening entwickelte sich zur erfolgreichsten bevölkerungsmedizinischen Maßnahme im Bereich der Sekundärprävention.

2 Entwicklung und Geschichte des Neugeborenenscreenings

Im Jahre 1934 hatte Asbø Følling den „*phenylpyruvischen Schwachsinn*" (Imbecillitas phenylpyruvica) beschrieben, nachdem er im Urin von Betroffenen, die ausnahmslos als schwerst geistig behinderte Menschen in Anstalten lebten, eben jenen Stoffwechselmetaboliten nachwies, welcher der *Phenylketonurie* ihren Namen gab [1] (s. Abb. 2.1). Mit der Möglichkeit, diese Störung, verursacht durch einen Mangel des Enzyms Phenylalaninhydroxylase im Abbau der Aminosäure Phenylalanin, zu diagnostizieren, war den Patienten jedoch noch nicht geholfen. Es dauerte weitere 20 Jahre bis der deutsche Kinderarzt und spätere Ordinarius für Kinderheilkunde am Universitätsklinikum Heidelberg *Horst Bickel* 1953 eine Behandlung dieser Stoffwechselkrankheit durch eine phenylalaninarme Diät entwickelte, die erste erfolgreiche Behandlungsmethode für eine erbliche Erkrankung. Wird die Behandlung früh nach der Geburt begonnen, bleibt den Patienten das Schicksal einer schweren geistigen Behinderung erspart. Sie haben völlig altersentsprechende Entwicklungsmöglichkeiten.

Die Geburtsstunde des Neugeborenenscreenings schlug einige Jahre später. Nur wenn die Behandlung möglichst früh nach der Geburt, noch vor dem Auftreten der ersten Symptome, begonnen wird, bleibt von Phenylketonurie betroffenen Kindern das Schicksal einer lebenslangen geistigen Behinderung erspart. Eine frühe Diagnose kann nur durch eine Screeninguntersuchung aller Neugeborenen erreicht werden. Dieses wurde möglich, nachdem *Robert Guthrie* in den Vereinigten Staaten einen einfachen Test zum Nachweis der Phenylketonurie aus Blut entwickelt hatte, bei dem das Blut auf Filterpapier aufgetropft, getrocknet und dann per Post in das Untersuchungslabor eingesendet werden konnte [3], den sogenannten *Guthrie-Test* (Abb. 2.2). Mit Beginn der 1970er Jahre wurde auf Initiative von Horst Bickel in

G. Gramer et al., *Das erweiterte Neugeborenenscreening,* essentials,
DOI 10.1007/978-3-658-10493-1_2

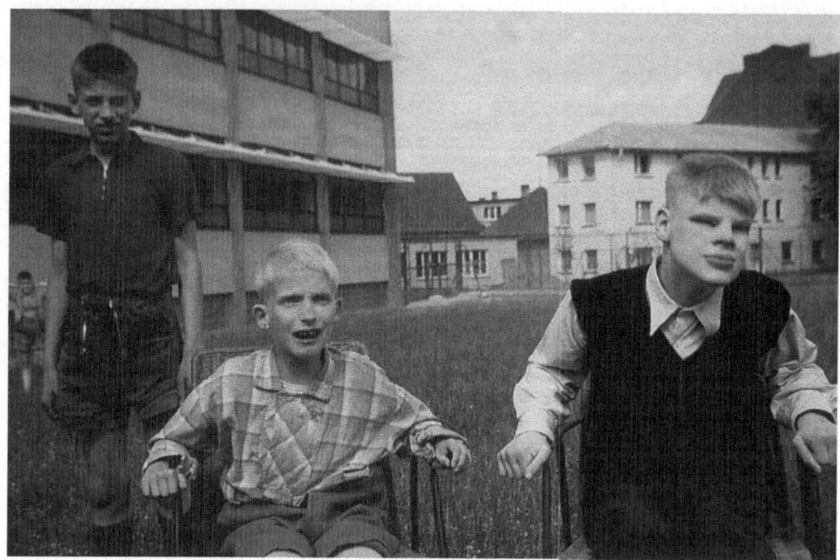

Abb. 2.1 Zwei geistig schwer behinderte Kinder mit unbehandelter Phenylketonurie; beachten Sie das hellblonde Kopfhaar. Aus Hoffmann, G.F., Müller, E. und Burgard, P. 1994 Phenylketonurie – Neue Herausforderungen einer lebenslangen chronischen Stoffwechselerkrankung. Päd. Praxis 48: 41–54 [2].

Abb. 2.2 Prof. Dr. Horst Bickel und Dr. Robert Guthrie

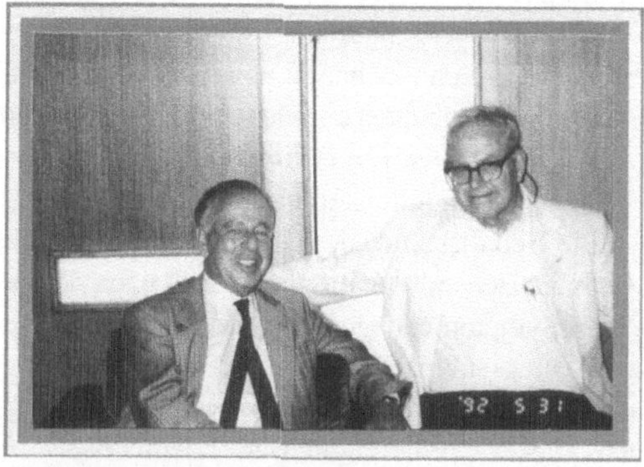

der Bundesrepublik Deutschland und von Alwin Knapp in der ehemaligen DDR das Neugeborenenscreening eingeführt [4]. Seither konnten in Deutschland jährlich ca. 70–100 Kinder mit PKU vor schwerer geistiger Behinderung bewahrt werden. In den Folgejahren entstanden in allen entwickelten Ländern Neugeborenenscreeningprogramme, um betroffene Kinder vor dem Eintreten bleibender Schäden durch

Phenylketonurie sowie später integrierter weiterer Stoffwechselerkrankungen und Hormonstörungen zu identifizieren und umgehend eine Behandlung zu beginnen.

Bis 2005 umfasste das für Deutschland empfohlene Untersuchungsprogramm drei Krankheiten des Stoffwechsels und des Hormonhaushaltes. Dazu gehörten aus dem Bereich der Stoffwechselerkrankungen neben der Phenylketonurie die Galaktosämie, eine Störung im Abbau des Milchzuckers, die bei Neugeborenen unbehandelt zu lebensbedrohlichen Leberfunktionsstörungen und zu Blindheit durch Linsentrübung führen kann. Eine weitere Erkrankung war die Hypothyreose, bei der durch das Fehlen des Schilddrüsenhormons die geistige Entwicklung beeinträchtigt ist. Bei angeborenem Fehlen der Schilddrüse muss die relativ einfache Behandlung – der Ersatz des Schilddrüsenhormons (T_4) in Tropfen- oder Tablettenform – vor Ende der 2. Lebenswoche beginnen. Sonst kommt es zu einer schweren bleibenden Entwicklungsstörung. Zur Diagnostik jeder der genannten Krankheiten musste für das Neugeborenenscreening ein spezifischer Test entwickelt werden.

In den Jahren 1998 und 1999 wurde in den Screeninglaboren in Hannover, Heidelberg und München die Methode der ESI-Tandem-Massenspektrometrie (Abb. 2.3) als erweitertes Neugeborenenscreening in Pilotprojekten eingeführt

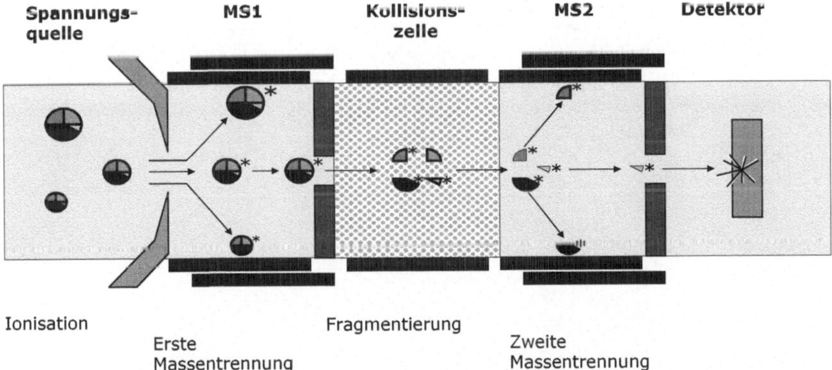

Abb. 2.3 Tandem-Massenspektrometrie (nach A. Schulze, Heidelberg) Die Massenspektrometrie ist ein lang bekanntes physikalisches Verfahren zur Bestimmung des Molekulargewichtes geladener Teilchen. Ionisierte Teilchen werden im Hochvakuum beschleunigt und in einem Magnetfeld entsprechend ihrem spezifischen Verhältnis Masse/Ladung (m/z) abgelenkt und detektiert. In der ESI-MS/MS werden zwei Massenspektrometer durch eine Kollisionszelle verbunden. Im ersten Massenspektrometer (MS 1) werden die Ausgangsmoleküle entsprechend ihrem m/z-Verhältnis getrennt. In der Kollisionszelle wird das Ausgangsmolekül durch den Zusammenprall mit Gasmolekülen (Argon, Stickstoff) in typische Fragmente aufgespalten. Aus den m/z-Verhältnissen des Ausgangsmoleküls und der Spaltprodukte können beliebige Metabolite äußerst sensitiv und spezifisch bestimmt und durch die Verwendung stabiler Isotope gleichzeitig quantifiziert werden. Für das Neugeborenenscreening wurden die Methoden für die Bestimmung von Eiweißabbauprodukten (Aminosäuren, organische Säuren) sowie von Zwischenprodukten des Fettsäureabbaus adaptiert.

und evaluiert [5]. Diese Methode erlaubt die Analyse von mehr als 60 Metaboliten des Fett- und Eiweißstoffwechsels in einem Untersuchungsgang und damit zusätzlich die Diagnose einer Vielzahl zum Teil sehr seltener Stoffwechselerkrankungen. Nach dem Nachweis einer guten Anwendbarkeit und der erfolgreichen Verhinderung schwerer, auch tödlicher Krankheitsmanifestationen [6] wurde im Jahr 2005 vom Gemeinsamen Bundesausschuss der Ärzte und Krankenkassen (G-BA) für die Bundesrepublik verbindlich ein flächendeckendes und um zusätzliche Stoffwechselkrankheiten sowie das Adrenogenitale Syndrom erweitertes Neugeborenenscreening unter Nutzung der Tandem-Massenspektrometrie festgelegt [7], detailliert geregelt und im Jahre 2011 aktualisiert [8]. Das Neugeborenenscreening mit zusätzlicher Anwendung der Tandem-Massenspektrometrie wird als „Erweitertes Neugeborenenscreening" bezeichnet.

Ethische und rechtliche Grundlagen von Screeningprogrammen

3

Grundlage allen ärztlichen Handelns sollten ethische Prinzipien wie z. B. die vier Prinzipien von Beauchamp und Childress [9] sein. So gebietet der Respekt vor der Autonomie des Patienten eine freie Entscheidung des Betroffenen oder seines Sorgeberechtigten für oder gegen medizinische Maßnahmen auf der Basis von Aufklärung und Einwilligung (informed consent). Das zweite Prinzip, das des Nichtschadens, verlangt, dass schädliche Eingriffe vermieden werden (primum nil nocere), und das dritte Prinzip, das des Wohltuns, der Fürsorge und Hilfeleistung, dass aktiv gehandelt wird, wenn dies dem Wohl des Patienten nutzt (salus aegroti suprema lex). Das vierte Prinzip, das der Gerechtigkeit, fordert eine faire Verteilung von Gesundheitsleistungen. Diese Prinzipien gelten in besonderem Maße für das Neugeborenenscreening, denn hier wird eine ganze Bevölkerungsgruppe überwiegend gesunder Individuen untersucht. Für Neugeborene, die von einer der Zielkrankheiten des Screenings betroffen sind, ist es wiederum essentiell, dass die Krankheit frühzeitig erkannt und behandelt wird. Nur dann kann es gelingen, betroffene Kinder vor drohender Behinderung oder dem Tod zu bewahren. Dabei dürfen aber die gesunden Neugeborenen und ihre Eltern nicht unnötig belastet werden z. B. durch weiterführende Diagnostik oder Verunsicherung nach falsch auffälligen Screeningbefunden. Das bedeutet, dass an ein Screeningprogramm besonders hohe ethische Anforderungen zu stellen sind. Dazu gehören:

1. Eine sorgfältige Auswahl von Zielkrankheiten entsprechend der sog. Screeningkriterien,
2. die Achtung der Autonomie der Kinder bzw. ihrer Sorgeberechtigten,

G. Gramer et al., *Das erweiterte Neugeborenenscreening,* essentials,
DOI 10.1007/978-3-658-10493-1_3

3. eine Logistik, die alle Neugeborenen unabhängig von der gewählten Geburtseinrichtung (inkl. Geburtshäuser) erreicht,
4. die gesicherte Nachverfolgung offener oder auffälliger Befunde, um sicherstellen, dass für jedes Kind ein abschließendes Ergebnis vorliegt (Tracking),
5. eine qualitätsgesicherte Laboranalytik, die für das gewählte Screeningverfahren flächendeckend zur Verfügung steht,
6. eine kontinuierliche Evaluation und Optimierung des Screeningprogrammes.

3.1 Auswahl der Zielkrankheiten

Viele seltene Erkrankungen können mittlerweile durch entsprechende Diagnostik frühzeitig erkannt werden, wobei der Nutzen für die betroffenen Kinder und Familien einerseits und mögliche Belastungen andererseits nicht immer evident sind. Entsprechend des Prinzips des Nichtschadens muss die „Screeningwürdigkeit" jeder einzelnen Zielkrankheit vor Aufnahme in ein Screening-Programm geprüft werden. Die Basis hierfür sind die Screeningkriterien von Wilson & Jungner (http://whqlibdoc.who.int/php/WHO_PHP_34.pdf) [10] und Andermann [11]. Danach müssen für jede einzelne Krankheit folgende Bedingungen vorliegen:

- Die Krankheit muss in der untersuchten Population mit einer ausreichenden Häufigkeit auftreten.
- Das Auftreten der Krankheit verursacht ein relevantes Gesundheitsproblem für das betroffene Kind und/oder die Gesellschaft.
- Die Krankheitssymptome treten erst im Verlauf auf, nach der Geburt besteht zunächst ein symptomfreies Intervall. Daher kann die Krankheit nicht durch Symptome in der Neugeborenenperiode erkannt werden.
- Die Krankheit ist behandelbar und der Behandlungsbeginn vor Auftreten von Symptomen verhindert die Folgen der Krankheit oder vermindert diese erheblich.
- Eine geeignete, an großen Probenzahlen (möglichst aus Trockenblutproben) mit geringen Kosten durchführbare Nachweismethode mit hoher Sensitivität und Spezifität steht zur Früherkennung zur Verfügung und ist für die Bevölkerung annehmbar.
- Die Risiko-/Nutzen-Relation des Screenings liegt auf der Seite des Nutzens. Bei der Bewertung des Risikos müssen physische, psychische und soziale Belastungen berücksichtigt werden.
- Ein Screeningprogramm mit klar definierten Verantwortlichkeiten und Abläufen von der Screeninguntersuchung bis zum Therapiebeginn steht zur Verfügung.

Sind diese Voraussetzungen erfüllt, so ist es allerdings unter ethischen Gesichtspunkten (drittes Prinzip der Fürsorge) auch geboten, allen Neugeborenen ein Screening auf diese Erkrankung anzubieten. Weiterhin muss dann geklärt werden, wie in diesem Zusammenhang mit dem Prinzip der Autonomie umgegangen werden kann. Möglich wäre eine Pflichtuntersuchung für alle Neugeborenen, oder die Eltern (bzw. Sorgeberechtigten) könnten nach umfassender Aufklärung das Screening schriftlich ablehnen (opt-out), oder sie müssen in das Screening schriftlich einwilligen (informend consent). Letzteres Verfahren gilt für das erweiterte Neugeborenenscreening in Deutschland und ist durch das Gendiagnostikgesetz (GenDG) [12] für alle genetischen Reihenuntersuchungen vorgeschrieben. Für das Hörscreening gilt in Deutschland das opt-out-Verfahren.

In Deutschland wird das Neugeborenenscreening wie alle Leistungen, die von den gesetzlichen Krankenkassen bezahlt werden, in sogenannten Richtlinien vom Gemeinsamen Bundesausschuss der Ärzte und Krankenkassen (G-BA) geregelt. Sowohl das Neugeborenenscreening auf angeborene Hormon- und Stoffwechselstörungen als auch das Neugeborenen-Hörscreening werden im Anhang der „Kinderrichtlinien“ [8, 13] geregelt. Bevor der G-BA eine Richtlinie erlässt, prüft er die Evidenz, die für die Effektivität eines entsprechenden Screeningverfahrens vorliegt anhand von Studienergebnissen oder den Ergebnissen, die in anderen Ländern mit diesem Verfahren erzielt werden. So wurden die Zielkrankheiten für das erweiterte Neugeborenenscreening auf Basis der Ergebnisse eines Modellprojektes, das in Bayern in den Jahren 1999 bis 2003 durchführt wurde, sowie eines parallel in Heidelberg durchgeführten Pilotprojektes ausgewählt. In die Prüfung wird mitunter auch das Institut für Qualität und Wirtschaftlichkeit im Gesundheitswesen (IQWIG) mit eingebunden. Dieses verfasste z. B. einen Prüfbericht zur Einführung eines Hörscreenings in Deutschland [14]. Spricht die Prüfung für die Einführung eines Screeningverfahrens, die Evidenz reicht jedoch noch nicht aus, so kann der G-BA zunächst auch ein Modellprojekt zur Überprüfung des Verfahrens beschließen.

Sind die Kriterien für die Aufnahme einer neuen Zielkrankheit in das bisherige Screening oder die Einführung eines neuen Screeningverfahrens erfüllt, so muss vor Übernahme in die Regelversorgung nach § 16 Abs. 1 GenDG [12] geklärt werden, ob es sich um eine genetische Reihenuntersuchung handelt. Trifft dies zu, so wird nach § 16 Abs. 2 GenDG eine Stellungnahme der Gendiagnostikkommission (GEKO) benötigt. Diese prüft nochmals, ob für diese Krankheit die Screeningkriterien erfüllt sind, das Anwendungskonzept für die Durchführung der Untersuchung dem allgemeinen Stand der Wissenschaft und Technik entspricht und die Untersuchung in diesem Sinne ethisch vertretbar ist.

Fällt auch diese Prüfung positiv aus oder ist eine Stellungnahme der GEKO nicht erforderlich, so kann die Richtlinie des G-BA nach Veröffentlichung im Bundesgesundheitsblatt in Kraft treten. In den bisherigen Richtlinien sind Regelungen für eine Evaluation des Screeningprogrammes enthalten. Diese muss nach einem festgelegten Zeitraum oder regelmäßig erfolgen und soll langfristig eine hohe Qualität des Neugeborenenscreenings gewährleisten.

Aktuelle Zielkrankheiten des Neugeborenenscreenings

4

Die Anzahl der Zielkrankheiten des Neugeborenenscreenings variiert inzwischen weltweit sehr stark zwischen verschiedenen Ländern. Das „American College of Clinical Genetics" schlug 29 Hauptzielerkrankungen („core conditions") und zusätzlich 25 Nebenzielerkrankungen („secondary conditions") vor [15]. In den letzten Jahren wurden in den USA dann noch weitere Zielkrankheiten empfohlen und eingeführt. Im Vereinigten Königreich wird demgegenüber im Screening nur nach zwei Stoffwechselkrankheiten (Phenylketonurie und Mittelkettige-Acyl-CoA-Dehydrogenase-Mangel) gesucht [16]. Vergleichbare Variationen ergeben sich auch innerhalb Europas. In den Jahren 2009 bis 2011 erfolgte im Auftrag der Europäischen Kommission eine detaillierte Bestandsaufnahme der Neugeborenenscreeningprogramme in Europa. Neben den Mitgliedsländern der europäischen Gemeinschaft wurden auch alle Beitrittskandidaten (Kroatien, Mazedonien, Island, Türkei), potentielle Beitrittskandidaten, die EFTA Länder (Norwegen, Schweiz) sowie Albanien evaluiert (http://ec.europa.eu/health/rare_diseases/screening/index_en.htm [17, 18]). Außer Albanien und dem Kosovo verfügen alle Länder über ein etabliertes flächendeckendes Neugeborenenscreening (Tab. 4.1). Die Anzahl der im Screening untersuchten Erkrankungen variiert zwischen einer (in Finnland, Mazedonien und Montenogro) und 29 in Österreich. Dabei kann davon ausgegangen werden, dass sich sowohl die Häufigkeiten als auch die Behandlungsmöglichkeiten für diese Erkrankungen zwischen Deutschland, England und den USA nicht entscheidend unterscheiden. Zusammenfassend wurde von der Europäischen Kommission als Ergebnis unseres Berichtes dringend eine Optimierung, Vereinheitlichung und verstärkte Zusammenarbeit im Bereich des Neugeborenenscreenings in Europa gefordert. Wichtig ist festzuhalten, dass die Anzahl der Zielkrankheiten eines Screeningpro-

G. Gramer et al., *Das erweiterte Neugeborenenscreening,* essentials,
DOI 10.1007/978-3-658-10493-1_4

Tab. 4.1 Neugeborenenscreeningprogramme in Europa

Länder	ch (Endo)	cah (Endo)	pku/hpa (Metab)	msud (Metab)	hcl (Metab)	tyr_I (Metab)	asa (Metab)	cit_I (Metab)	arg (Metab)	hpt_I_III (Metab)	tyr_II_III (Metab)	cit_II (Metab)	ga_I (Metab)	lva (Metab)	mmacbl (Metab)	pa (Metab)	3mcc (Metab)	ga_II (Metab)	hcsd (Metab)	3hmg (Metab)	bkt (Metab)	mma (Metab)	mcadd (Metab)	vlcadd (Metab)	lchadd (Metab)	cpt_I (Metab)	cpt_II (Metab)	cud (Metab)	scadd (Metab)	schadd (Metab)	decr (Metab)	bio (Metab)	galt (Metab)	udp (Metab)	cf (CF)	s-s (Hämo)	btha (Hämo)	sc (Hämo)	N
Albanien																																							0
Belgien (Flandern)	X	X	X	X									X	X	X	X		X					X									X							11
Belgien (Wallonien)	X	X[1]	X	X	X	X					X																						X						8
Bosnien-Herzegowina	X	X	X																																				3
Bulgarien	X	X	X																																				3
Dänemark	X	X	X	X		X	X						X		X	X			X				X	X	X			X				X							15
Deutschland	X	X	X	X									X	X									X	X	X	X	X					X	X	X	X				15
Estland	X		X																																				2
Finnland	X																																						1
Frankreich	X	X	X																																X	X			5
FYROM	X																																						1
Griechenland	X		X																														X						3
Irland	X		X	X	X																												X						5
Island	X		X	X			X	X	X	X		X	X	X	X	X	X	X	X	X	X	X	X	X	X	X	X	X	X	X									26
Italien	X		X																																X[1]				3
Kosovo																																							0
Kroatien	X		X																																				2
Lettland	X		X																																				2
Litauen	X		X																																				2
Luxemburg	X	X	X																				X																4
Malta	X																																				X	X	3
Montenegro	X																																						1
Niederlande	X	X	X	X	X	X							X	X			X		X	X			X	X	X							X	X		X	X	X	X	20
Norwegen	X		X																																				2
Österreich	X	X	X	X	X	X	X	X	X	X			X	X	X	X	X	X	X		X		X	X	X	X	X	X	X			X	X	X	X				29
Polen	X		X																																X				3
Portugal	X		X	X	X	X	X	X	X	X	X		X	X	X	X	X	X	X	X			X	X	X	X	X	X		X									25
Rumänien	X		X																																				2
Schweden	X	X	X																													X	X						5
Schweiz/Liechtenstein	X	X	X																				X									X	X	X					7
Serbien	X		X																																				2
Slowakei	X	X	X																																X				4
Slowenien	X		X																																				2
Spanien	X	X	X	X	X	X	X	X	X			X	X	X	X	X	X	X	X	X			X	X		X	X	X				X	X		X	X			27
TschechischeRepublik	X	X	X	X									X	X									X	X	X	X	X								X				12
Türkei	X		X																													X							3
Ungarn	X		X	X	X	X	X	X			X		X	X	X	X	X	X		X	X		X	X	X	X	X	X	X			X	X						25
Vereinigtes Königreich	X		X																				X												X	X	X	X	7
Zypern	X		X																																				2
N	37	15	33	12	7	7	6	5	4	3	3	2	10	9	7	7	6	6	6	5	3	1	13	9	8	7	7	6	3	2	0	10	10	3	10	4	3	3	

[1] Wallonien untersucht nicht flächendeckend auf CAH; Italien untersucht nicht flächendeckend auf CF

grammes nicht mit der Qualität des Programmes und dem potenziellen Nutzen für die untersuchten Neugeborenen gleichgesetzt werden kann. Bei manchen potenziellen Zielkrankheiten fehlen noch die optimalen Testmethoden, um betroffene Kinder mit großer Zuverlässigkeit zu erkennen, d. h. wir können manche Krankheiten noch nicht zuverlässig finden und einzelne betroffene Kinder würden trotz Screening übersehen werden. Genauso bedeutsam sind falsch positive Befunde. Diese sind definiert als Untersuchungsergebnisse, bei denen die initiale Untersuchung Werte außerhalb des Normbereichs ergibt, bei denen in der Folgeuntersuchung aber eine Stoffwechselstörung oder Hormonkrankheit ausgeschlossen werden kann.

In Deutschland erfolgte auf Basis der Ergebnisse des bayerischen Modellprojekten aus den Jahren 1999–2003 sowie eines parallel in Heidelberg durchgeführten Pilotprojektes eine sorgfältige individuelle Überprüfung von ca. 30 potenziellen, mit der Massenspektrometrie detektierbaren Zielkrankheiten. 12 Stoffwechselkrankheiten und 2 Hormonkrankheiten erfüllten in vollem Umfang die Screeningkriterien einer zuverlässigen Diagnosestellung und guten Behandelbarkeit (Tab. 4.2). All diese Krankheiten haben ein zunächst symptomfreies bzw. -armes Intervall, führen aber zu schweren, häufig irreversiblen Beeinträchtigungen

Aus: Loeber JG, Burgard P, Cornel MC, Rigter T, Weinreich SS, Rupp K, Hoffmann GF, Vittozzi L. Newborn screening programmes in Europe; arguments and efforts regarding harmonization. Part 1. From blood spot to screening result. J Inherit Metab Dis 2012 ;35:603-11 [18].

In jeder Spalte ist mit einem Kreuz gekennzeichnet, wenn das Screeningprogramm des in der jeweiligen Zeile aufgeführten Landes diese Erkrankung umfasst. Die Zuordnung der Krankheiten zu Krankheitsgruppen ist wie folgt angegeben: Hormonkrankheiten (Endo), Stoffwechselkrankheiten (Metab), Hämoglobinopathien (Hämo). In der letzten Spalte ist die Gesamtzahl der im jeweiligen Land im Screening untersuchten Krankheiten aufgeführt.

Abkürzungen: FYROM = Mazedonien; CH = Konnatale Hypothyreose; CAH = Adrenogenitales Syndrom; PKU / HPA = Phenylketonurie / Hyperphenylalaninämie; MSUD = Ahornsirupkrankheit; HCI = Homocystinurie; TYR I / II / III= Tyrosinämie Typ I / II / III; ASA = Argininosuccinatlyasemangel; CIT I / II = Citrullinämie Typ I / II; ARG = Argininämie; HPT I / III = Hypermethioninämie Typ I / III; GA I / II = Glutarazidurie Typ I / II; IVA = Isovalerianazidurie; MMACbl = Methylmalonazidurie einschließlich Cobalamin-A/B/C/D-Defekte; PA = Propionazidurie; 3-MCC = 3-Methylcrotonyl-CoA-Carboxylasemangel / 3-Methylglutaconazidurie / 2-Methyl-3-Hydroxybutyrazidurie; HCSD = Holocarboxylase-Synthetasemangel; 3HMG =3-Hydroxy-3-Methylglutaryl-CoA-Lyase-Mangel; BKT = Beta-Ketothiolasemangel; MMA = Methylmalonazidurie; MCADD = Medium-Chain-Acyl-CoA-Dehydrogenasemangel; VLCADD = Very-Long-Chain-Acyl-CoA-Dehydrogenasemangel; LCHADD = Long-Chain-3-OH-Acyl-CoA-Dehydrogenasemangel; CPTI = Carnitin-Palmitoyl-Transferase-I-Mangel; CPTII = Carnitin-Palmitoyl-Transferase-II–Mangel / Carnitin-Acylcarnitin-Translocasemangel; CUD = Carnitintransportermangel; SCADD = Short-Chain-Acyl-CoA-Dehydrogenasemangel; SCHADD = Short-Chain-Hydroxyacyl-CoA-Dehydrogenasemangel, DECR = 2,4-Dienoyl-CoA-Reductasemangel; BIO = Biotinidasemangel; GALT = Klassische Galaktosämie; UDP = UDP-Galactose-4-Epimerasemangel; CF = Cystische Fibrose; S-S = S-S-Sichelzellkrankheit ; BTHA = S-beta-0-Thalassämie; SC = S-C-Sichelzellkrankheit

Tab. 4.2 Zielkrankheiten des Neugeborenenscreenings und deren Prävalenzen in Deutschland. (N=6.112.987 Geburten, 2004–2012)

Krankheiten	Prävalenz	
Hormonkrankheiten		
Angeborene Hypothyreose	1:	3.499
Adrenogenitales Syndrom	1:	13.676
Stoffwechselkrankheiten		
Biotinidasemangel	1:	22.895
Galaktosämie (klassisch)	1:	69.466
Aminosäurenstoffwechselstörungen		
Phenylketonurie/Hyperphenylalaninämie	1:	5.316
Ahornsirupkrankheit	1:	152.825
Organoazidurien		
Glutaracidurie Typ I	1:	132.891
Isovalerianacidämie	1:	97.032
Fettsäurenoxidationsstörungen		
Medium-Chain-Acyl-CoA-Dehydrogenase-Mangel	1:	10.222
Long-Chain-3-OH-Acyl-CoA-Dehydrogenase-Mangel	1:	169.805
(Very-)Long-Chain-Acyl-CoA-Dehydrogenase-Mangel	1:	84.903
Carnitinstoffwechselstörungen		
Carnitin-Palmitoyl-Transferase-I-Mangel	1:	873.284
Carnitin-Palmitoyl-Transferase-II-Mangel	1:	1.528.247
Carnitin-Acylcarnitin-Translocase-Mangel	Nur 1 Patient identifiziert	
Gesamt	1:	1.339

der körperlichen und geistigen Entwicklung, wenn sie erst nach dem Auftreten von Krankheitssymptomen diagnostiziert und behandelt werden. Bei diesen Krankheiten bestehen bei möglichst rasch nach der Geburt eingeleiteter Therapie sehr gute Aussichten, Behinderungen zu vermeiden oder zu mildern und den Kindern langfristig eine altersentsprechende Entwicklung zu ermöglichen.

Kumulativ treten diese Krankheiten im erweiterten Neugeborenenscreening mit einer Häufigkeit von ca. 1:1.300 auf, wobei die Störungen des Fettsäurenabbaus zusammen genommen häufiger sind als die Phenylketonurie.

Im Folgenden werden der natürliche Verlauf und therapeutische Möglichkeiten der einzelnen Krankheiten und Krankheitsgruppen vorgestellt:

4.1 Angeborene Hypothyreose

Kinder mit einer angeborenen Hypothyreose (Schilddrüsenunterfunktion) sind bei Geburt und in den ersten Lebenstagen klinisch unauffällig. In der Folge entsteht eine verstärkte Gelbsucht und ohne Behandlung eine schwere Entwicklungsstörung mit geistiger Behinderung, Muskel- und Herzschwäche. Nach rascher Diagnosestellung im Neugeborenenscreening und konsequenter Behandlung durch Ersatz der fehlenden Schilddrüsenhormone entwickeln sich die Kinder in den allermeisten Fällen völlig altersentsprechend.

4.2 Adrenogenitales Syndrom

Beim adrenogenitalen Syndrom ist die Produktion von Steroidhormonen blockiert und von Androgenen erhöht. Die Neugeborenen können mitunter schon im Alter von einer Woche ein sogenanntes „Salzverlustsyndrom" entwickeln. Hierbei kommt es zu einer fortschreitenden Trinkschwäche, Erbrechen, Gewichtsverlust, Unterzuckerung, Blutdruckstörungen und zu einer Schocksymptomatik, häufig mit Todesfolge. Dies ist durch eine rasche Diagnose und konsequente Zuführung der fehlenden Hormone vermeidbar. Beim klassischen adrenogenitalen Syndrom führt die vermehrte Androgenbildung bei Mädchen bereits in utero eine Virilisierung des äußeren Genitales herbei.

4.3 Klassische Galaktosämie

Bei der Galaktosämie kann Galaktose aus der Muttermilch nicht in Glukose umgewandelt werden. Die Erkrankung manifestiert sich bei Zufuhr laktose(=Milchzucker)haltiger Mutter- oder Säuglingsmilch in den ersten Lebenstagen mit zunehmender Trinkunlust, Erbrechen, Unterzuckerung mit Krampfanfällen, Koma, Nierenschäden, Linsentrübung (Katarakt) sowie vor allem mit einer akuten schweren Leberfunktionsstörung. Ein akutes Leberversagen führt rasch zum Tode. Nach rechtzeitiger Diagnosestellung aufgrund des Neugeborenenscreenings und Beginn einer galaktosearmen Ernährung erholen sich die Kinder. Bereits aufgetretene Katarakte bilden sich langsam zurück.

4.4 Biotinidasemangel

Beim Biotinidasemangel kann das von dem ehemaligen Heidelberger Pädiater Paul György in den 1930er Jahren als „Vitamin H" identifizierte Biotin nicht aus der Nahrung freigesetzt und im Körper wiederverwertet werden. Ein Biotinidasemangel wird zumeist erst im Verlauf von Wochen bis Jahren klinisch relevant, im Mittel im Alter von 3 Monaten. Oft dominieren unspezifische neurologische Symptome wie verminderte Muskelspannung (Muskelhypotonie), schwerste ekzematöse Hauterkrankungen, Lethargie, Krampfanfälle, Entwicklungsretardierung und Sprachstörungen. Später können sich eine Bewegungsstörung (Ataxie), ein irreversibler Hörverlust und Blindheit einstellen. Eine frühzeitige, präsymptomatische orale Supplementation von 5–10 mg Biotin täglich verhindert zuverlässig alle Symptome.

4.5 Aminosäurenstoffwechselstörungen

Das klassische Beispiel einer Aminosäurenstoffwechselstörung ist die bereits zuvor beschriebene Phenylketonurie, bei der eine erhöhte Konzentration der Aminosäure Phenylalanin im Blut besteht. Sie führt unbehandelt zu einer schwersten geistigen Behinderung, Epilepsie und weiteren neurologischen Symptomen.

Die Erhöhung der Aminosäuren Leucin, Isoleucin und Valin weist auf die Ahornsirupkrankheit hin. Diese führt zu einer krisenhaften Intoxikation des Zentralnervensystems mit Folgeschäden (Störung der geistigen Entwicklung, Spastik) bis zum frühen Tod. Hier und bei der Phenylketonurie besteht die Therapie in der Beschränkung der Zufuhr der betreffenden Aminosäuren mit der Nahrung (Diät).

4.6 Fettsäurenoxidationsdefekte

Der häufigste Defekt in der Umwandlung von Fett in Energie liegt im Abbau der mittelkettigen Fettsäuren (Mittelkettige-Acyl-CoA-Dehydrogenase (MCAD)-Mangel). Dieser ist in der mitteleuropäischen Bevölkerung genauso häufig wie die Phenylketonurie. Kinder mit einem MCAD-Mangel sind als Neugeborene meist gesund und unauffällig. Harmlose Infekte, insbesondere Durchfallerkrankungen, können dann zu schweren Unterzuckerungen führen, die tödlich verlaufen (ca. 30 % der Fälle und oft als „plötzlicher Kindstod“ fehlgedeutet) oder eine schwere Behinderung zurücklassen (wiederum in ca. 30 %). Die vorbeugende Behandlung besteht in der Gabe von Zucker, wenn die Kinder wenig Nahrung zu sich nehmen und an Infekten leiden. Sie wirkt zuverlässig und verhindert die Krankheitssymptome.

Die weiteren noch selteneren Defekte im Fettsäurenabbau führen zu Herzmuskelerkrankungen oder Schwäche/Krämpfen der Skelettmuskulatur. Es werden zwei Verlaufsformen beobachtet: Bei der neonatalen Form versterben die Kinder oft trotz Therapie in den ersten Lebenstagen. Bei den sogenannten infantilen Formen, bei denen die Kinder als Neugeborene gesund erscheinen, ähnelt der klinische Verlauf oft dem oben beschriebenen MCAD-Mangel, die Kinder erkranken krisenhaft im Rahmen ansonsten harmloser Infekte. Diese Gruppe profitiert von der Entdeckung im Neugeborenenalter, weil auch hier eine diätetische Behandlung und prophylaktische Maßnahmen bei Infekten alle Symptome verhindern können.

4.7 Organoazidurien

Dazu gehören die Glutaracidurie Typ I sowie die Isovalerianacidämie. Bei diesen Krankheiten ist der Verlauf abhängig vom Ausmaß des Enzymdefekts variabel. Nach früher Diagnose entwickeln die betroffenen Kinder sich unter einer diätetischen Behandlung und Anwendung einer „Notfalltherapie“ bei Infekten normal.

Hörscreening 5

Von einer beidseitigen, therapiebedürftigen Hörstörung ist ca. eines von 1000 Neugeborenen [14] betroffen, mit der Folge von Schwierigkeiten in der sprachlichen, psychosozialen und intellektuellen Entwicklung. Die Schwerhörigkeit wird häufig zu spät erkannt, oft erst im zweiten oder dritten Lebensjahr [19]. Die Folge ist eine verzögerte und bleibend eingeschränkte Sprachentwicklung, die nur schwer und mit eingeschränktem Erfolg zu behandeln ist. Inzwischen liegen Untersuchungen vor, die den Vorteil einer frühen Therapieeinleitung auf die spätere sprachliche, psychosoziale und intellektuelle Entwicklung eindeutig belegen [20–22]. Nur durch ein Screeningprogramm zur Früherkennung von therapiebedürftigen Hörstörungen wird eine frühzeitige Diagnosestellung und die Einleitung von Therapiemaßnahmen innerhalb der ersten sechs Monate ermöglicht, wie es auch von der interdisziplinären Konsensuskonferenz gefordert wird [23]. Daher hat der gemeinsame Bundesausschuss der Ärzte und Krankenkassen (G-BA) beschlossen, das Neugeborenen-Hörscreening zum 01.01.2009 in die Kinder-Richtlinien und damit in den Leistungskatalog der gesetzlichen Krankenkassen aufzunehmen [13]. Ziel ist die Erkennung einer beidseitigen Hörstörung ab einem Hörverlust von 35 dB. Der Screeningprozess ist einschließlich verbindlicher Qualitätsanforderungen in den Richtlinien festgeschrieben. Die wichtigsten Eckpunkte werden im Folgenden beschrieben.

Zunächst werden die Eltern an Hand eines Informationsflyers über das Hörscreening aufgeklärt. Lehnen sie das Hörscreening für ihr Kind ausdrücklich ab, so wird die Ablehnung sowohl auf dem Flyer als auch im gelben Kinderuntersuchungsheft dokumentiert und muss von den Eltern (Sorgeberechtigten) unter-

G. Gramer et al., *Das erweiterte Neugeborenenscreening,* essentials,
DOI 10.1007/978-3-658-10493-1_5

schrieben werden. Anders als beim erweiterten Neugeborenenscreening ist eine schriftliche Einwilligung in die Untersuchung nicht erforderlich.

Die nach den Kinder-Richtlinien durchzuführenden Neugeborenen-Hörscreening-Untersuchungen sollen für jedes Ohr mittels der Messung transitorisch evozierter otoakustischer Emissionen (TEOAE) oder einer Hirnstammaudiometrie (AABR) bis zum 3. Lebenstag erfolgen. Bei Ableitung der otoakustischen Emissionen werden dem Ohr über eine Sonde leise „Klick"-Geräusche angeboten. Ein gesundes Ohr sendet als Antwort Schallwellen, die von den äußeren Haarzellen der Hörschnecke verursacht und anschließend von einem Mikrofon in der Sonde registriert werden. Diese Methode ist einfach und kostengünstig, erfasst jedoch eine retrocochleäre Schwerhörigkeit nicht. Bei der Hirnstammaudiometrie werden durch leise Klickreize evozierte Hirnstammpotentiale über Elektroden elektroenzephalographisch abgeleitet und durch einen automatischen Algorithmus ausgewertet. (Abb. 5.1). Sie erfasst auch die retrocochleären Hörstörungen und sollte daher bei Kindern mit einem erhöhten Risiko für Hörstörungen immer durchgeführt werden. Beide Untersuchungen können von einer Kinderkrankenschwester, am besten während das Kind schläft, durchgeführt werden. In vielen Geburtskliniken erfolgt dies nachts (Tab. 5.1).

Nach den Richtlinien ist die Untersuchung im Krankenhaus vor der Entlassung durchzuführen. Verantwortlich dafür, dass die Untersuchung durchgeführt wird, ist bei Geburt im Krankenhaus der Arzt, der für die geburtsmedizinische Einrichtung verantwortlich ist. Bei Geburt außerhalb des Krankenhauses liegt die Verantwortung für die Veranlassung der Untersuchung bei der Hebamme oder dem Arzt, die oder der die Geburt verantwortlich geleitet hat. In diesen Fällen oder bei zuvor nicht erfolgter Untersuchung soll das Hörscreening spätestens im Rahmen der U2-Früherkennungsuntersuchung stattfinden oder veranlasst werden. Das Neugeborenen-Hörscreening kann bei Fachärzten für Kinder- und Jugendmedizin, Fachärzten für Hals-, Nasen-, Ohrenheilkunde oder Fachärzten für Sprach-, Stimm- und kind-

Tab. 5.1 Wichtige Voraussetzungen für ein erfolgreiches Neugeborenen-Hörscreening

Richtiger Zeitpunkt – optimal nach 36 Lebensstunden
Kind muss schlafen, bzw. ruhig sein, ruhige Umgebung
Transitorisch evozierte otoakustische Emissionen (TEOAE)
Freier Zugang zum Gehörgang – Fruchtwasser oder Cerumen stören
Auswahl der passenden Sonde (darf nicht verstopft sein) und Ohrstöpsel
Richtiger Sitz von Ohrstöpsel und Sonden
Hirnstammaudiometrie (AABR)
Gute Hautpräparation
Elektroden richtig kleben

liche Hörstörungen durchgeführt werden, soweit sie berufsrechtlich hierzu berechtigt sind (§ 6 Anhang 6 der Kinderrichtlinie) [13].

Die Untersuchungsergebnisse werden im gelben Kinderuntersuchungsheft dokumentiert. Bei kontrollbedürftigem Testergebnis der Erstuntersuchung soll in derselben Einrichtung, möglichst am gleichen Tag, spätestens jedoch bis zur U2, eine Kontroll-Hirnstammaudiometrie beider Ohren erfolgen. Durch die Kombination der beiden Methoden kann eine Sensitivität von >90 % und eine Spezifität von ca. 98 % erreicht werden [24]. Das heißt nur wenige Eltern hörender Kinder werden unnötiger Weise durch einen auffälligen Befund bei Entlassung beunruhigt. Bei einem auffälligen Befund in dieser Kontroll-Hirnstammaudiometrie ist eine umfassende pädaudiologische Konfirmationsdiagnostik bis zur 12. Lebenswoche vorgesehen (§ 5 Anhang 6 der Kinderrichtlinie). Eine ggf. notwendige Therapie soll bis Ende des 6. Lebensmonats eingeleitet werden. Meist ist dies zunächst eine Hörgeräteversorgung und Frühförderung. Weitere Informationen finden Sie in der Leitlinie zu Peripheren Hörstörungen im Kindesalter der AWMF [25].

Zusätzlich wurden vom G-BA Regelungen zur Dokumentation und Evaluation des Hörscreenings beschlossen. So soll der Leistungserbringer Krankenhaus die in § 8 Abs. 1 Anhang 6 der Richtlinie genannten Qualitätsziele wie eine Teilnahmerate von >95 % der in der Geburtseinrichtung geborenen Kinder erfüllen. Weniger als 4 % der gescreenten Kinder sollen mit einem kontrollbedürftigen Screeningbefund entlassen werden. Die Überprüfung dieser Qualitätskriterien erfolgt nach § 9 Abs. 2 Anhang 6 der Richtlinie anhand von Sammelstatistiken, die seit dem 01.01.2009 durch die Krankenhäuser zu erheben sind.

Vor Aufnahme des Hörscreenings in die Regelversorgung wurden einige Modellprojekte in Deutschland durchgeführt. Die Ergebnisse der Evaluation dieser Projekte und der ersten Jahre nach der Einführung der neuen Richtlinie zeigten,

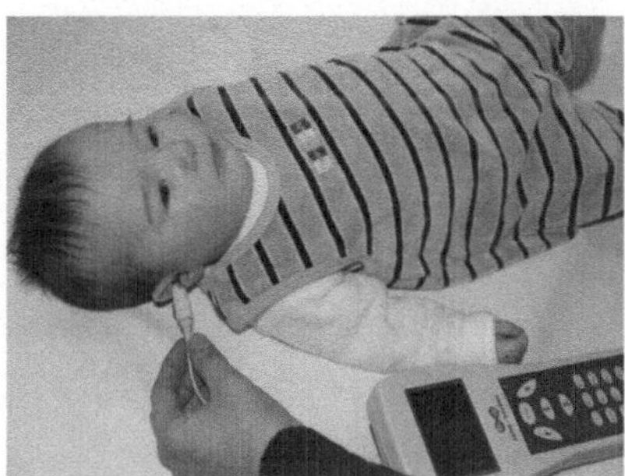
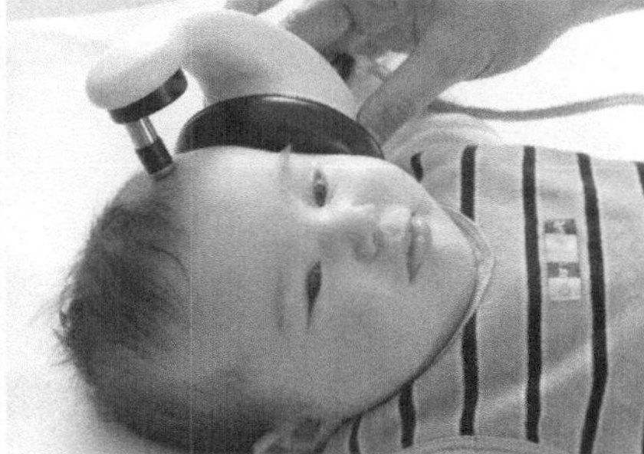

Abb. 5.1 Messung transitorisch evozierter otoakustischer Emissionen (*links*) sowie der Hirnstammaudiometrie (*rechts*)

dass ein sogenanntes universelles Hörscreening im Mittel eine frühere Diagnosestellung bewirken kann. Allerdings ist dazu bei der Hälfte der Kinder mit behandlungsbedürftiger Hörstörung ein sogenanntes Tracking erforderlich [26] (s. Kapitel Tracking). Aus diesem Grunde wurden in vielen Bundesländern Hörscreeningzentralen eingerichtet, die das Tracking durchführen. Alle diese Zentralen arbeiten sehr effektiv, oft ist aber die Finanzierung nicht dauerhaft gewährleistet.

Derzeit wird die Umsetzung des Hörscreenings im Rahmen der Regelversorgung für ganz Deutschland im Auftrag des G-BA für die Jahre 2011 und 2012 evaluiert (Abb. 5.1).

6 Organisation und Ablauf des Neugeborenenscreenings

Aktuell werden über 99 % der Neugeborenen in Deutschland im erweiterten Neugeborenenscreening auf 12 Stoffwechselkrankheiten und 2 Hormonkrankheiten untersucht (Kap. 4, Tab. 4.2). Da sich einige Zielkrankheiten des erweiterten Neugeborenenscreenings bereits sehr früh klinisch manifestieren können, wurde der Zeitraum für die Blutentnahme der Screeningprobe im Jahr 2002 auf die 36.-72. Lebensstunde vorverlegt, nachdem die Abnahme zuvor am 4.-7. Lebenstag erfolgte [27]. Da die gesamte Population überwiegend gesunder Neugeborener ohne erhöhtes Risiko für bestimmte Erkrankungen untersucht wird, sind an die Prozessqualität im analytischen sowie prä- und postanalytischen Screeningablauf besonders hohe Anforderungen zu stellen. Dazu gehört die zeitgerechte Blutentnahme zwischen 36 und 72 Lebensstunden, der Versand der Filterpapierkarten ohne Verzögerung und die Gewährleistung, dass die Untersuchung zuverlässig allen Kindern unabhängig vom Ort der Geburt und dem Alter bei Entlassung aus der Geburtsklinik angeboten wird. Überaus bewährt hat sich ein so genanntes Trackingverfahren: nach auffälligem Befund wird vom Screeninglabor oder dem Screeningzentrum der Eingang der Kontrollprobe bzw. die Versorgung des betroffenen Kindes bis zur frühzeitigen Therapieeinleitung begleitet und sichergestellt.

G. Gramer et al., *Das erweiterte Neugeborenenscreening,* essentials,
DOI 10.1007/978-3-658-10493-1_6

6.1 Aufgaben der Geburtsklinik

Aufklärung

Die gesetzlichen Vorgaben zu Aufklärung, Einwilligung und Befundmitteilung sind seit dem 1.2.2010 auch für das Neugeborenenscreening durch das Gendiagnostikgesetz (GenDG) geregelt [8]. Es handelt sich beim Neugeborenenscreening allerdings nicht um eine prädiktive genetische Untersuchung, sondern um eine diagnostische Maßnahme mit dem Ziel, eine bereits bestehende gesundheitliche Störung zu erkennen, die einer frühzeitigen Therapie bedarf. Vor Durchführung des Neugeborenenscreenings muss eine Aufklärung der Eltern / Sorgeberechtigen erfolgen. Die Aufklärung muss gemäß der Kinderrichtlinie prinzipiell durch einen Arzt verantwortet werden, die Blutentnahme darf delegiert werden. Unter der Voraussetzung, dass die Rückfragemöglichkeit an einen Arzt gewährleistet ist, dürfen auch Hebammen die Aufklärung übernehmen (§ 4 Kinderrichtlinie zum erweiterten Neugeborenenscreening [8]).

Informationsmaterial für die Eltern wird, zum Teil auch in mehreren Sprachen, durch die Screeninglabore zur Verfügung gestellt. Der Gemeinsame Bundesausschuss der Ärzte und Krankenkassen (G-BA) hat eine Vorlage für diese Informationsschrift erstellt. Das Informationsmaterial sollte den Eltern möglichst bald nach oder besser noch vor der Geburt ausgehändigt werden. Zur Stärkung des Präventionsbewusstseins ist außerdem eine frühzeitige Information werdender Eltern über das Angebot des Neugeborenenscreenings bereits im Vorfeld der Geburt wünschenswert. Vor der Blutentnahme für das Neugeborenenscreening muss das schriftliche Einverständnis mindestens eines Sorgeberechtigten eingeholt werden. Die schriftliche Einverständniserklärung muss in den Krankenhausunterlagen der Mutter aufbewahrt werden. Lehnen die Eltern das Neugeborenenscreening ab oder ist das Kind bereits kurz nach der Geburt verstorben, sollte – das Einverständnis der Familie vorausgesetzt – eine Leerkarte mit den Daten des Kindes an das Screeninglabor geschickt werden.

Technik der Blutentnahme und Probenversand

Kapilläres Fersenblut (Abnahme vgl. Abb. 6.1) oder venöses Blut muss direkt auf die Filterpapierkarte (Abb. 6.2) getropft werden. Blut aus Blutentnahmeröhrchen, die Ethylendiamintetraessigsäure (EDTA) enthalten, darf nicht verwendet werden, da EDTA die Analytik stören kann und zu falsch negativen Befunden beim Screening auf konnatale Hypothyreose sowie falsch positiven Befunden beim Screening auf Adrenogenitales Syndrom führen kann.

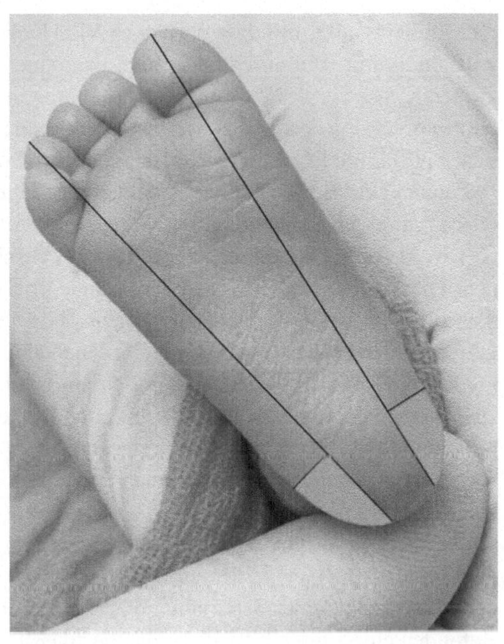

Abb. 6.1 Kapilläre Blutentnahme für das Neugeborenenscreening durch Punktion der Ferse (vgl. auch Leitlinie Neugeborenen-Screening auf angeborene Stoffwechselstörungen und Hormonkrankheiten [28]). Das *grün* markierte Gebiet gibt das zulässige Einstichfeld an. Die Punktion erfolgt in der Regel am äußeren oder inneren Fersenrand der Fußsohle. In der Sohlenmitte besteht erhöhte Gefahr einer Verletzung des Fersenbeinknochens. (Quelle: Medienzentrum des Universitätsklinikums Heidelberg)

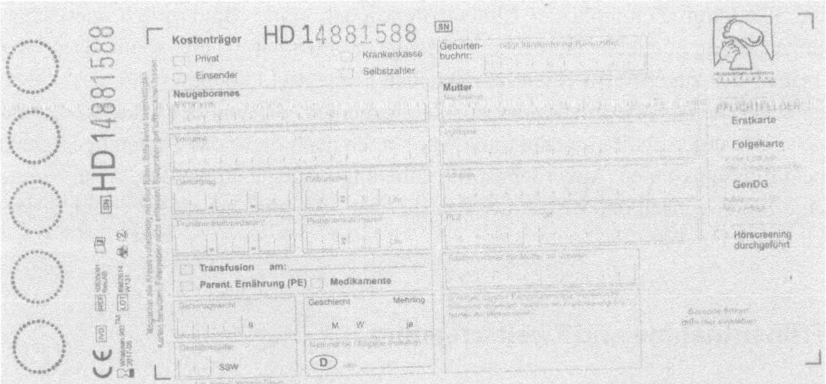

HD 14881588

Kostenträger HD 14881588

Privat
Krankenkasse
Einsender
Selbstzahler

Geburten-buchnr.

Neugeborenes

Mutter

PFLICHTFELDER
Erstkarte
Folgekarte
GenDG
Hörscreening durchgeführt

Transfusion am:
Parent. Ernährung (PE) Medikamente

Geschlecht Mehrling
M W ja

SSW

Abb. 6.2 Beispiel einer Filterpapierkarte für das Neugeborenenscreening. (Quelle: Neugeborenenscreening Heidelberg)

Möglichst alle, mindestens jedoch vier Kreise der Filterpapierkarte, müssen vollständig mit Blut durchtränkt sein. Es können auch Stellen außerhalb der markierten Kreise verwendet werden. Die Filterpapierkarten dürfen keinesfalls starker Hitzeeinwirkung ausgesetzt werden, da hierdurch Enzyme zerstört werden und falsch auffällige Ergebnisse entstehen können. Solche falsch auffälligen Ergebnisse können zum Beispiel durch Trocknen der Filterpapierkarten auf einer Heizung oder im direkten Sonnenlicht hervorgerufen werden.

Die Abnahme der Screeningprobe soll zwischen 36–72 Lebensstunden erfolgen. Die Proben werden für einige Stunden bei Raumtemperatur getrocknet. Im Anschluss soll der Versand der Proben ohne Verzögerung, zum Beispiel durch Sammeln der Proben, und auch am Wochenende noch am Tag der Probenentnahme erfolgen. Durch die Geburtseinrichtung sind die Daten von Kind und Mutter zu erfassen und durch Einkleben von Barcodeetiketten des Screeninglabors im Geburtenbuch, den Krankenhausunterlagen und im gelben Untersuchungsheft (Vorsorgeheft) des Kindes ist zu dokumentieren, dass die Abnahme des Neugeborenenscreenings erfolgt ist.

Auf der Karte für das Neugeborenenscreening müssen in den entsprechenden Feldern alle Angaben zu Mutter und Kind gut lesbar ausgefüllt werden. Insbesondere die Angabe einer Telefonnummer der Familie ist wichtig, um bei auffälligen Befunden eine zügige Kontaktaufnahme zu ermöglichen. Außerdem sind Angaben zu Gestationsalter (Schwangerschaftswoche) und Geburtsgewicht, zu Medikamenten des Kindes, Transfusionen und parenteraler Ernährung erforderlich. Wenn das Kind zum Zeitpunkt der Blutentnahme noch keine Muttermilch oder Säuglingsnahrung in altersentsprechender Menge erhalten hat, ist dies ebenfalls auf der Testkarte anzugeben. In einem zusätzlichen Freitextfeld können weitere Angaben gemacht werden, beispielsweise zu Medikamenten, die von der Mutter während der Schwangerschaft eingenommen wurden, da auch diese das Screeningergebnis beeinflussen können. Außerdem sollte unbedingt angegeben werden, wenn bereits eine Stoffwechselkrankheit in der Familie, zum Beispiel bei einem Geschwisterkind, bekannt ist.

Frühentnahme und Zweitscreening

Bei ambulanter Entbindung oder Entlassung des Kindes vor der 36. Lebensstunde aus der Geburtseinrichtung bzw. Verlegung in eine andere Klinik oder Abteilung muss entsprechend der Richtlinie eine erste Blutprobe für das Neugeborenenscreening auch vor dem vorgeschriebenen Zeitraum abgenommen werden. Die meisten Zielkrankheiten können auch schon wenige Stunden nach Geburt und unabhängig von einer erfolgten Nahrungsaufnahme zuverlässig erkannt werden. Die frühe Probenabnahme vor der 36. Lebensstunde führt allerdings häufig zu falsch auffälligen Befunden für das endokrinologische Screening auf konnatale Hypothyreose und Adrenogenitales Syndrom. Bei Abnahme der ersten Karte vor der 36. Lebensstunde muss ein Zweitscreening innerhalb des vorgeschriebenen Zeitraums zwischen 36 und 72 Lebensstunden erfolgen. Grundsätzlich kann eine versäumte oder zu späte Abnahme des Neugeborenenscreenings für ein betroffenes Kind fatale Folgen haben, da einige Zielkrankheiten bereits innerhalb der ersten Lebenstage zu schweren, lebensbedrohlichen Stoffwechselentgleisungen führen können. Bei Frühgeborenen vor vollendeter 32. Schwangerschaftswoche muss zusätzlich zum Erstscreening immer ein Zweitscreening erfolgen. Dieses soll frühestens 7–10 Tage nach dem Erstscreening bzw. ab einem korrigierten Alter von 32 Schwangerschaftswochen durchgeführt werden. Es ist hilfreich, wenn die entlassende Klinik die Notwendigkeit des Zweitscreenings im gelben Untersuchungsheft dokumentiert und eine Screeningkarte ins Untersuchungsheft legt.

Bestimmte Medikamente können das Ergebnis des Neugeborenenscreenings beeinflussen und dazu führen, dass tatsächlich von einer Zielkrankheit betroffene Kinder im Screening nicht erkannt werden (falsch negative Ergebnisse). Daher muss eine Medikamentengabe an das Kind oder auch an die Mutter während der Schwangerschaft unbedingt mit Angabe des Medikaments auf der Screeningkarte vermerkt werden. Beispielsweise können Steroide zu einem falsch unauffälligen Screening für Adrenogenitales Syndrom führen, Katecholamine (Dopamin) zu einem falsch unauffälligen Screening für konnatale Hypothyreose. Daher muss zusätzlich zum regulären Erstscreening eine Kontrolle des Neugeborenenscreenings nach Absetzen dieser Medikamente erfolgen. Genaue Empfehlungen zum Zeitpunkt der Kontrolluntersuchung teilt das Screeninglabor auf dem Befund mit, wenn die Medikation angegeben wurde.

Vor Bluttransfusionen oder Plasmagaben sollte unabhängig vom Lebensalter des Kindes eine Erstprobe für das Neugeborenenscreening abgenommen werden. Wird eine Probe nach Durchführung einer Transfusion abgenommen, so ist auf der Karte die Durchführung der Transfusion mit Datum zu vermerken. Das gesamte Neugeborenenscreening muss dann 5 Tage nach der Transfusion wiederholt werden. Wurde vor Transfusion keine Erstkarte abgenommen, so wird je nach Ernährung des Kindes (bei parenteraler Ernährung) zusätzlich eine Empfehlung zur Abnahme einer 3. Probe für das Galaktosämiescreening ausgesprochen. Nach Austauschtransfusionen oder Transfusion großer Plasmamengen muss das Biotinidase-Screening im Abstand von 8 Wochen nach Transfusion wiederholt werden, falls eine Abnahme einer Erstkarte vor der Transfusion versäumt wurde. Weitere Details zum Screeningprozess finden Sie in der AWMF-Leitlinie Neugeborenenscreening auf angeborene Hormon- und Stoffwechselstörungen [28].

6.2 Befundrücklauf und -kontrolle

Nur in Bayern und Hessen werden die Daten der Screeninglabore mit den Meldedaten der Länder abgeglichen. In den anderen Bundesländern ist der in der Geburtseinrichtung eingehende Befund aus dem Screeninglabor die einzige Bestätigung, dass das Screening tatsächlich durchgeführt wurde. Der Befundrücklauf ist durch den Einsender daher zu dokumentieren. Bei fehlendem Befund ist spätestens nach einer Woche im Screeninglabor nachzufragen.

Im Screeninglabor müssen die Analyse der Proben und die Befunderstellung am Tag des Probeneingangs erfolgen. Unauffällige Befunde und Befunde, die keine unmittelbare Gefährdung des Kindes erwarten lassen (zum Beispiel bei Verdacht auf milde Hyperphenylalaninämie) werden schriftlich mitgeteilt. Bei Verdachtsdiagnosen, die eine unmittelbare Beurteilung des Kindes durch einen Kinderarzt und eventuell sofortige weitere diagnostische und therapeutische Maßnahmen erforderlich machen, erfolgt die Befundmitteilung unmittelbar telefonisch an den Einsender. Die Verantwortlichkeit für die Information der Eltern über das auffällige Ergebnis des Screeningbefundes liegt beim Einsender der Probe. Kann der Einsender nicht erreicht werden, darf der Arzt aus dem Screeninglabor die Eltern auch direkt kontaktieren. In jedem Fall ist die Angabe einer aktuellen Telefonnummer der Eltern auf der Screeningkarte ausgesprochen wichtig, um eine rasche Kontaktaufnahme zu ermöglichen.

Aufgrund der Seltenheit der meisten Zielkrankheiten haben viele Ärzte keine persönliche Erfahrung mit den Krankheitsbildern und keine detaillieren Kenntnisse über diese. Somit ist eine Beantwortung von Rückfragen der Eltern durch den Einsender häufig nicht adäquat möglich. Die Bedeutung eines auffälligen Screeningbefundes sollte jedoch bereits bei Erstkontakt mit der Familie präzise kommuniziert werden, um einerseits auf die Dringlichkeit weiterer Maßnahmen hinzuweisen, aber gleichzeitig unnötige Verunsicherung zu vermeiden. Es ist daher sinnvoll, sofort den Kontakt mit einem Stoffwechselspezialisten oder pädiatrischen Endokrinologen am nächstgelegenen Zentrum herzustellen.

Das Neugeborenenscreening stellt keine Diagnosen. Es ergibt sich zunächst ein Krankheitsverdacht, der durch geeignete Methoden nachfolgend bestätigt oder widerlegt werden muss. Informationen zur erforderlichen Konfirmationsdiagnostik im Anschluss an einen auffälligen Befund für die einzelnen Zielkrankheiten finden sich zum Beispiel in den AWMF-Leitlinien (AWMF: Arbeitsgemeinschaft der wissenschaftlichen medizinischen Fachgesellschaften e. V.; www.awmf.org [28–31]) und im Handbuch „Neugeborenenscreening in Deutschland: Positiver Screeningbefund – was ist zu tun?“ [32]. Auffällige Befunde der ersten Screeninguntersuchung sind deutlich häufiger als in der Folge tatsächlich bestätigte Diagnosen. Solange das Screening nur für 5 Krankheiten durchgeführt wurde, wurden für jede schließlich bestätigte Diagnose initial ca. 50 Kinder als möglicherweise betroffen identifiziert. Inzwischen verbesserte sich dieses Verhältnis mit den neuen Techniken, insbesondere der Tandem-Massenspektrometrie auf <1:10 (Deutsche Gesellschaft für Neugeborenenscreening (DGNS) Report 2012, [33]). Unter 1.000 Screeninguntersuchungen sind im Durchschnitt 8 kontrollbedürftige Befunde zu erwarten [33]. Die falsch positiven Befunde sind insbesondere durch das Screening auf das Adrenogenitale Syndrom bedingt. Der hier gemessene Parameter 17-OH-Progesteron ist auch aufgrund von kindlichem Stress nach der Geburt häufig leicht erhöht, ohne dass eine Störung des Hormonstoffwechsels besteht. Für andere Zielkrankheiten des Screenings sind falsch positive Befunde deutlich seltener [33].

Bei einem auffälligen Erstbefund ist der Screeningprozess erst nach Ausführung der Kontrolluntersuchung, die aus einer zweiten Trockenblutkarte oder durch weiterführende Analysen erfolgen muss, und ggf. nach Einleitung spezifischer Therapien abgeschlossen. Die Aufklärung über das vorliegende Krankheitsbild, die Bestätigungsdiagnostik und die Therapieeinleitung sollten an spezialisierten Zentren für Stoffwechselkrankheiten oder Hormonkrankheiten erfolgen.

6.3 Tracking

Der Erfolg jedes Screeningprogrammes hängt wesentlich davon ab, dass möglichst die gesamte Population der Neugeborenen erreicht wird, alle kontrollbedürftigen Screeningbefunde kompetent abgeklärt werden und eine adäquate Therapie rasch begonnen wird. Einige der Zielkrankheiten beim erweiterten Neugeborenenscreening wie z. B. das Adrenogenitale Syndrom oder einige Stoffwechselkrankheiten können bereits im Alter von wenigen Tagen zu schweren Stoffwechsel- oder Elektrolytkrisen führen. Daher muss hier ganz besonders auf eine schnelle Abklärung eines auffälligen Befundes geachtet werden.

Um sowohl die Abklärung der kontrollbedürftigen Befunde als auch die Vollständigkeit des Screenings sicher zu stellen, wurden in einigen Bundesländern sogenannte Trackingzentralen eingerichtet. In diesen Bundesländern werden die Eltern bei der Aufklärung über das Stoffwechsel- bzw. Hörscreening gebeten, in eine Datenübermittlung an das Trackingzentrum einzuwilligen. Geben die Eltern die Einwilligung, so erhält das Trackingzentrum entweder alle Screeningbefunde oder in einigen Ländern beim Hörscreening nur die auffälligen Befunde. Wird nicht innerhalb einer definierten Zeit der Befund der Kontrolluntersuchung mitgeteilt, so erinnert das Trackingzentrum entweder die Eltern (in der Regel beim Hörscreening) oder beim Stoffwechselscreening den Einsender (Geburtsklinik oder Kinder-

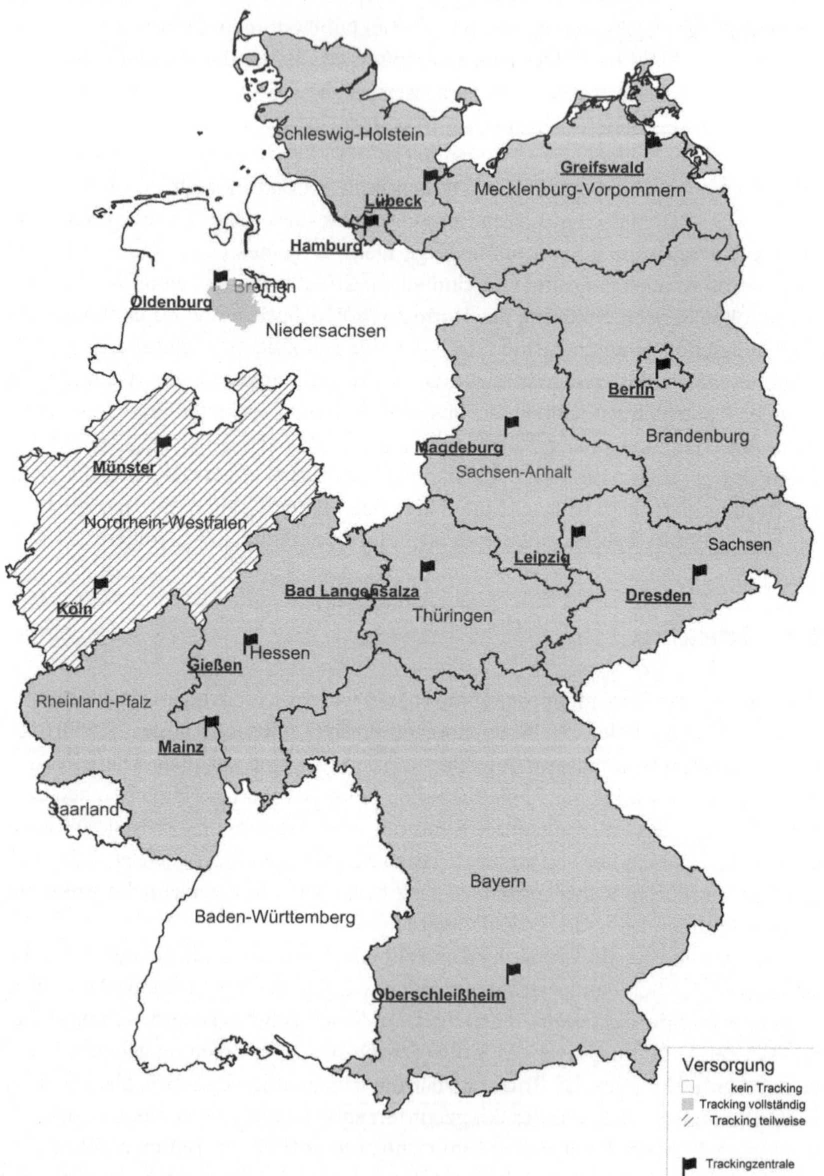

Abb. 6.3 Aktuelle Situation von Hörscreening-Trackingzentralen in Deutschland

arzt) an die notwendige Untersuchung. Diese Erinnerung erfolgt, wenn nötig auch wiederholt, bis die Diagnose gestellt oder sicher ausgeschlossen ist.

Daten aus diesen Trackingzentren zeigen, dass eine Erinnerung an die notwendige weitere Untersuchung beim Stoffwechselscreening bei ca. 18 % der kontrollbedürftigen Screeningbefunde nötig ist, beim Hörscreening sogar bei ca. 40 % der kontrollbedürftigen Befunde [26, 34]. Trotz dieser eindrucksvollen Daten wurden Trackingzentralen bislang nicht flächendeckend eingerichtet. Für das Stoffwechselscreening existieren derzeit in Deutschland drei Trackingzentralen, für das Hörscreening fünfzehn in dreizehn Bundesländern (s. Abb. 6.3).

Um alle Neugeborenen mit dem Angebot des Screenings zu erreichen, bedarf es einer Logistik mit klaren Verantwortlichkeiten. Diese sind – wie zuvor beschrieben – in den Kinderrichtlinien geregelt. Um dem Anspruch, auch wirklich „alle Neugeborenen" zu erreichen, gerecht zu werden, müsste flächendeckend ein personenbezogener Abgleich der geborenen mit den im Screening untersuchten Kindern erfolgen [35]. Dies wird in Deutschland bisher jedoch nur in einzelnen Regionen durch einen Abgleich mit dem Einwohnermelderegister oder mit dem Geburtenbuch umgesetzt.

Langzeitbehandlungsergebnisse für im erweiterten Neugeborenenscreening erfasste Stoffwechselkrankheiten

7

An der bayerischen Langzeitstudie zum Neugeborenenscreening beteiligen sich über 90 % der Eltern betroffener Kinder. Von den 108 Kindern mit Mittelkettigem Acyl-CoA-Dehydrogenase (MCAD)-Mangel, die in Bayern zwischen 1999 und 2008 durch das Screening diagnostiziert wurden, wurde bei 50 Kindern die Mutation c.985A>G homozygot nachgewiesen. Bei unbehandelten Kindern mit dieser Mutation ist das Auftreten von schweren Stoffwechselkrisen in bis zu 50 % der Fälle innerhalb der ersten 5–10 Lebensjahre zu erwarten [36]. In der bayrischen Kohorte erlitten insgesamt „nur" sieben Kinder eine Stoffwechselkrise, davon vier Kinder mit dieser Mutation. Ein Kind erlitt die Krise bereits innerhalb der ersten Lebenswoche, bevor der Screeningbefund vorlag. Bei diesem Kind blieb die Entwicklung deutlich verzögert, ebenso bei einem weiteren Kind (Krise mit 27 Monaten). Zwei Kinder verstarben bei Stoffwechselentgleisungen im Rahmen von Infekten im Alter von 10 Monaten, drei überlebten eine Krise unbeschadet (Krise mit 8, 12 bzw. 24 Monaten). Trotz dieser tragischen Fälle konnte die Häufigkeit von Stoffwechselkrisen im Vergleich zu einer historischen Kohorte mit der gleichen Mutation [37] signifikant gesenkt werden (s. Abb. 7.1).

Von 1999 bis 2009 wurden im Neugeborenenscreeningzentrum Heidelberg Proben von 1.084.195 Neugeborenen aus Baden-Württemberg, Rheinland-Pfalz und dem Saarland im Rahmen des erweiterten Neugeborenenscreenings untersucht. Bei 373 Kindern bestätigte sich nach auffälligem Neugeborenenscreening die Diagnose einer angeborenen Stoffwechselstörung (ohne Hormonkrankheiten). In einer Studie zum Langzeitverlauf wurden bei insgesamt 247 Patienten systematisch die Häufigkeit von Stoffwechselentgleisungen, sowie die körperliche und intellektuelle Entwicklung untersucht [39].

G. Gramer et al., *Das erweiterte Neugeborenenscreening,* essentials,
DOI 10.1007/978-3-658-10493-1_7

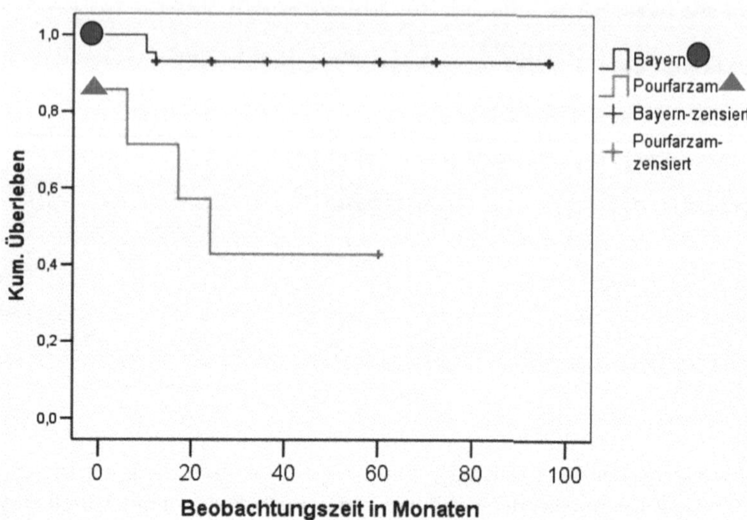

Abb. 7.1 Vergleich der Anzahl der Krisen von Bayerischen Kindern mit MCAD-Mangel und einer historischen britischen Kohorte [37]). Zensiert=Ende des Beobachtungszeitraumes. (Adaptiert nach: Nennstiel-Ratzel U et al. Reduced incidence of severe metabolic crisis or death in children with medium chain acyl-CoA dehydrogenase deficiency homozygous for c.985A>G identified by neonatal screening. Mol Genet Metab 2005;85: 157–159 [38])

Ab 2005 sind nur Patienten mit einer der aktuellen Zielkrankheiten des Neugeborenenscreenings (Kap. 4, Tab. 4.2) erfasst, von 1999 bis 2005 wurden in einer Pilotphase zusätzlich noch weitere Stoffwechselkrankheiten (z. B. Tyrosinämie Typ I, Methylmalonazidurien, Propionazidurie) diagnostiziert und von diesen Krankheiten betroffene Patienten in die Untersuchung zur Langzeitentwicklung mit eingeschlossen. In einer standardisierten klinischen Untersuchung wurden für jeden Patienten krankheitsspezifische Untersuchungsbefunde, u. a. bezogen auf das zentrale und periphere Nervensystem, Herz, Augen, Leber und Muskulatur dokumentiert. Die geistige Entwicklung wurde mit standardisierten psychometrischen Verfahren („IQ-Testungen") untersucht.

Für die beiden größten Patientengruppen mit Phenylketonurie (PKU) und Mittelkettigem Acyl-CoA-Dehydrogenase(MCAD)-Mangel waren der körperliche Untersuchungsbefund und die intellektuelle Entwicklung, erhoben im durchschnittlichen Alter von 3 Jahren und 3 Monaten, bei fast allen Patienten unauffällig (Tab. 7.1). Alle Patienten mit MCAD-Mangel (9/9) und PKU (7/7), die bereits im schulpflichtigen Alter waren, besuchten eine Regelschule. Auch die Gesamtgruppe aller Patienten mit Zielkrankheiten des aktuellen Screeningpanels zeigte eine

Tab. 7.1 Klinischer Untersuchungsbefund und intellektuelle Entwicklung von Patienten mit im Neugeborenenscreening detektierten angeborenen Stoffwechselstörungen im Alter von 3 Jahren und 3 Monaten. (Adaptiert nach: Lindner M, Gramer G, Haege G, Fang-Hoffmann J, Schwab KO, Tacke U, Trefz FK, Mengel E, Wendel U, Leichsenring M, Burgard P, Hoffmann GF. Efficacy and outcome of expanded newborn screening for metabolic diseases– report of 10 years from South-West Germany. Orphanet J Rare Dis 2011; 6:44 [39])

Gruppe	Unauffälliger klinischer Befund *n* (%)	Intellektuelle Entwicklung IQ≥85 *n* (%)
NGS ohne MCADD und PKU	18/30 (60)	24/26 (92,3)
NGS: MCADD	29/32 (90,6)	31/32 (96,9)
NGS: PKU	43/50 (86)	45/49 (91,8)
Zielkrankheiten Screening-panel ab 2005 ohne PKU und BIO[a]	53/61 (86,9)	55/60 (91,7)
Zusätzlich bis 2005 erfasste Krankheiten[b]	3/14 (21,4)	6/11 (54,5)

Abkürzungen: *NGS* Neugeborenenscreening, übrige Abkürzungen vgl. Kap. 4, Tab. 4.1
[a] MSUD, Galaktosämie, MCADD, LCHADD, VLCADD, CPT I, CPT II, GA I, IVA
[b] Cobalamin C/D Defekt, Propionazidurie, HMG-CoA-Lyasemangel, Citrullinämie Typ I, Argininosuccinatlyasemangel, Tyrosinämie Typ I, Carnitintransporterdefekt, Multipler Acyl-CoA-Dehydrogenasemangel

weitgehend normale körperliche und intellektuelle Entwicklung (Tab. 7.1). Die Ergebnisse von Patienten mit Zielkrankheiten des aktuellen Screeningpanels ohne Phenylketonurie sind nach präsymptomatischer Diagnosestellung genauso gut wie für Patienten mit Phenylketonurie, deren Behandlungsergebnis als „Goldstandard" eines erfolgreichen Neugeborenenscreenings betrachtet werden kann. Werden hingegen isoliert die zusätzlich bis 2005 erfassten Krankheiten betrachtet, sind die Langzeitergebnisse deutlich schlechter. Einige dieser Krankheiten führen bereits vor Erhalt des Screeningbefundes zu einer ersten Stoffwechselentgleisung (z. B. Harnstoffzyklusdefekte) oder die frühzeitige Behandlung kann Einschränkungen der körperlichen oder geistigen Entwicklung nicht vollständig verhindern (z. B. Propionazidurie, Methylmalonazidurie).

Insgesamt belegt diese Studie gemeinsam mit Ergebnissen anderer Arbeitsgruppen [40] den Erfolg des erweiterten Neugeborenenscreenings in der aktuell durchgeführten Form in der Prävention schwerer Beeinträchtigungen der körperlichen und geistigen Gesundheit von Kindern mit angeborenen Stoffwechselstörungen.

Auswirkungen des Neugeborenenscreenings und der Erkrankungen auf Patienten und Familien

8

8.1 Auswirkungen falsch positiver Screeningbefunde

Die Bedeutung einer möglichst differenzierten und fachkundigen Erklärung eines auffälligen Screeningbefundes wird durch Untersuchungen zur Auswirkung falsch positiver Screeningergebnisse auf Familien belegt. Bei einem „falsch-positiven" Screening besteht eine Auffälligkeit in der ersten Untersuchung, die sich in der Folge in der Kontrolluntersuchung oder weiterführenden Diagnostik nicht bestätigt. Bei diesen Kindern sind somit nach Abschluss der Kontrolluntersuchungen keine weiteren Maßnahmen erforderlich. In einer amerikanischen Studie von Gurian und Kollegen [41] wurden Interviews mit Familien geführt, bei deren Kind ein falsch positives Screeningergebnis im erweiterten Neugeborenenscreening vorgelegen hatte. Zum Vergleich wurden Eltern interviewt, bei deren Kind sich bereits im Erstscreening ein unauffälliger Befund ergeben hatte. Es wurde eine Erhebung zum Ausmaß elterlicher Belastung mittels eines Eltern-Belastungs-Inventars (Parenting Stress Index) durchgeführt. Hier zeigten sich bei Eltern von Kindern mit einem falsch positiven Screeningbefund mehr Auffälligkeiten in den Bereichen „Eltern-Kind-Dysfunktion" und „Schwieriges Verhalten des Kindes". Zum selben Ergebnis kam auch eine Studie von Waisbren und Kollegen [42]. Hier zeigte sich, dass es sich stressreduzierend auswirkte, wenn eine Vorstellung in einem Stoffwechselzentrum stattgefunden hatte und wenn das Ergebnis der Kontrolluntersuchung in einem persönlichen Gespräch übermittelt worden war.

Eltern von Kindern mit falsch positiven Screeningbefunden berichten vermehrt Sorgen über die Zukunft ihres Kindes [41]. Auch andere Studien haben gezeigt, dass Eltern nach einem auffälligen ersten Testergebnis, das sich in einer Kont-

G. Gramer et al., *Das erweiterte Neugeborenenscreening,* essentials,
DOI 10.1007/978-3-658-10493-1_8

rolluntersuchung nicht bestätigt hat, weiterhin befürchten, dass ihr Kind zukünftig eine Entwicklungsstörung zeigen könnte [43]. Kinder mit einem falsch positiven Screeningbefund wurden im weiteren Verlauf doppelt so häufig stationär in einer Klinik aufgenommen wie Kinder mit einem primär unauffälligen Screeningbefund [42].

Den korrekten Grund für die Testwiederholung bei ihrem Kind konnten in der Studie von Gurian ein Drittel [41], in der Studie von Waisbren [42] die Hälfte der Eltern angeben. 35 % der Eltern gaben an, über das Ergebnis der Testwiederholung nicht informiert worden zu sein [42]. Mütter, die den korrekten Grund für die Testwiederholung wussten, empfanden weniger Stress als Mütter, die über den Grund nicht oder falsch informiert waren oder sich nicht an den Grund erinnerten [41]. Dies zeigt, dass falsch positive Screeningergebnisse einen nachhaltigen Einfluss auf die Eltern-Kind-Beziehung und elterlichen Stress haben können, insbesondere wenn die Eltern unzureichende Informationen erhalten. Eine Studie von Prosser und Kollegen zeigte, dass Eltern prinzipiell eine hohe Toleranz für falsch positive Screeningergebnisse aufweisen. Die tatsächliche Erfahrung mit dem falsch positiven Screeningergebnis wurde von betroffenen Eltern hier als weniger schlimm bewertet als von Eltern angenommen, die diese Erfahrung nicht gemacht hatten [44]. Eine verbesserte Kommunikation mit Eltern bei der Anforderung einer Kontrolluntersuchung könnte negative Auswirkungen falsch positiver Screeningergebnisse verringern [41].

Für Mütter, deren Kind tatsächlich von einer Stoffwechselstörung betroffen ist, verursacht die Diagnosestellung nach auffälligem Neugeborenenscreening eine geringere Belastung als die Diagnosestellung aufgrund des Auftretens von Krankheitssymptomen. Eine Studie von Waisbren und Kollegen ergab, dass die im Neugeborenenscreening identifizierten Patienten innerhalb der ersten sechs Lebensmonate auch deutlich seltener stationär im Krankenhaus aufgenommen mussten und bessere Entwicklungsergebnisse zeigten als symptomatisch diagnostizierte Patienten [42].

8.2 Perspektiven von Familien zum Leben mit einer angeborenen Stoffwechselstörung nach Früherkennung im Neugeborenenscreening

Wie zuvor dargestellt, ist das Neugeborenenscreening die erfolgreichste Maßnahme der Sekundärprävention gesundheitlicher Beeinträchtigungen durch angeborene Krankheiten. Untersuchungen zum Behandlungsergebnis betroffener Patienten belegen bezüglich Morbidität und Mortalität einen deutlichen Vorteil der Früherkennung im Screening und früher Behandlung gegenüber der Diagnosestellung und Behandlung erst nach Auftreten von Krankheitssymptomen [40, 42, 45]. Eine Studie am Zentrum für Kinder- und Jugendmedizin der Universität Heidelberg belegt, dass das Neugeborenenscreening bei den meisten Kindern mit einer der aktuell in Deutschland erfassten Stoffwechselstörungen eine präsymptomatische Diagnosestellung, einen frühen Behandlungsbeginn und in der Folge eine überwiegend normale körperliche und geistige Entwicklung ermöglicht [39]. Bislang gibt es aber kaum systematische Erhebungen zur Auswirkung der angeborenen Stoffwechselstörung nach Früherkennung im Neugeborenenscreening auf das Leben von Patienten und ihrer Familien. In einer Studie am Zentrum für Kinder- und Jugendmedizin der Universität Heidelberg wurden die Eltern von 187 Kindern mit einer angeborenen Stoffwechselstörung, die im Neugeborenenscreening entdeckt wurde, zu ihrer Einschätzung der kindlichen Entwicklung und Belastungen der Familien befragt [46]. Für Patienten mit einer der aktuellen Zielkrankheiten des Neugeborenenscreenings gaben 79 % der Eltern an, dass ihr Kind im Vergleich zu gleichaltrigen Kindern gleich oder weiter entwickelt sei. 21 % der Eltern beobachteten eine Verzögerung der globalen Entwicklung und / oder in spezifischen Teilbereichen der körperlichen, sozialen, intellektuellen oder sprachlichen Entwicklung. Dieser Prozentsatz entspricht in etwa dem Anteil von Kindern in der Allgemeinbevölkerung mit einer Entwicklungsverzögerung zum Zeitpunkt der Einschulung [47]. Für die Zukunft erwarteten 98 % der Eltern, dass die Entwicklung ihres Kindes normal verläuft bzw. die Entwicklungsverzögerung aufgeholt wird. Dass ihr Kind im Erwachsenenalter ein selbstständiges Leben führen wird, erwarteten 99 % der Eltern.

Das Ausmaß der Belastung durch die Stoffwechselstörung für ihr Kind schätzten 48 % der Eltern als leicht oder mittel ein, 8 % als schwer oder sehr schwer. Für die Familie wurde eine leichte oder mittlere Belastung von 60 %, eine schwere oder sehr schwere Belastung von 16 % der Eltern angegeben. Eine höhere Belastung fand sich dabei in Familien von Patienten mit diätetischer Behandlung und mit Krankheiten, bei denen trotz Behandlung das Risiko für Stoffwechselentgleisungen besteht. Für ein Drittel der Familien stellt die Stoffwechselstörung eine finanzielle Belastung dar, besonders bei niedrigem Einkommen und wenn das Kind eine diätetische Behandlung benötigt. Dies lässt sich dadurch erklären, dass in Deutschland Kosten für die diätetische Behandlung – abgesehen von Aminosäurenmischungen und spezieller Säuglingsnahrung – nicht von den Krankenkassen übernommen werden und z. B. eiweißarme Speziallebensmittel deutlich teurer sind als normale Lebensmittel [48].

Für Krankheiten, die nur in der Pilotphase des erweiterten Neugeborenenscreenings von 1999–2005 erfasst wurden (z. B. Harnstoffzyklusdefekte, Propionazidurie, Methylmalonazidurie), sind die Ergebnisse der kindlichen Entwicklung schlechter [39]. Gründe hierfür sind, dass diese Krankheiten häufig schon vor Vorliegen des Screeningbefundes zu Stoffwechselentgleisungen führen oder dass trotz Behandlung keine völlig normale körperliche oder geistige Entwicklung erreicht werden kann. In dieser Krankheitsgruppe beobachteten 58 % der Eltern eine verzögerte Entwicklung ihres Kindes. Eine leichte oder mittlere Belastung für die Familie berichteten 31 %, eine schwere oder sehr schwere Belastung 39 %.

In einer standardisierten Entwicklungstestung erreichten aus dem gesamten Patientenkollektiv der Studie fast 90 % aller Kinder ein Ergebnis im Normalbereich (IQ ≥ 85). Ein Vergleich der Testergebnisse mit der Einschätzung der intellektuellen Entwicklung durch die Eltern zeigte bei ca. 8 % der Patienten ein diskrepantes Ergebnis. In fast allen Fällen wurde hier die kognitive Entwicklung des Kindes durch die Eltern überschätzt. Dies unterstreicht die Bedeutung standardisierter Entwicklungstestungen in der Langzeitbetreuung der Patienten. Es wäre wünschenswert, dass für alle Patienten das Angebot regelmäßiger standardisierter Entwicklungsuntersuchungen besteht, um bei Bedarf frühzeitig gezielte Fördermaßnahmen einleiten zu können.

Das Neugeborenenscreening in Deutschland in seiner aktuellen Form ermöglicht durch frühe Diagnosestellung und Behandlung bei fast allen Kindern mit einer der erfassten Zielkrankheiten eine normale Entwicklung. Die Ergebnisse dieser Studie zeigen, dass trotz dieses Erfolges das tägliche Leben mit der Stoffwechselstörung häufig dennoch für Eltern und Kinder belastend ist [46]. Deshalb ist und bleibt eine langfristige interdisziplinäre Betreuung der Patienten und Familien erforderlich, die neben medizinischen Belangen auch psychologische, soziale und finanzielle Aspekte berücksichtigt. Die Betreuung sollte in spezialisierten Stoffwechselzentren erfolgen und neben der medizinischen Versorgung auch psychologische Diagnostik und Beratung, Ernährungsberatung und sozialrechtliche Beratung umfassen.

9 Neue Zielkrankheiten – Ausblicke

In den letzten Jahren entwickelten sich parallel zur Weiterentwicklung der Massenspektrometrie weitere analytische Hochdurchsatzverfahren, anhand derer eine Vielzahl unterschiedlicher biologischer Marker, vor allem direkte Gensequenzen und Mutationen in kurzer Zeit evaluiert werden können. Damit kommen diese potenziell für Massenuntersuchungen wie das Neugeborenenscreening infrage. Gleichzeitig wurden und werden neue Behandlungsverfahren entwickelt, welche bei bislang nicht behandelbaren schweren seltenen Stoffwechselerkrankungen und verwandten Erkrankungen deutliche Verbesserungen des Behandlungsergebnisses bis hin zu langfristigen Heilungen ermöglichen. Diese technischen Fortschritte, vor allem im diagnostischen Bereich, spiegeln sich aber auch in diversen mehr oder weniger fehlerhaften bis unseriösen internetgestützten Angeboten genetischer Screeningverfahren über private Anbieter wieder, die nicht die Konzepte und Kriterien für das Neugeborenenscreening erfüllen, viel Geld kosten und im Einzelfall sogar mehr schaden als nützen können. Zu dieser Problematik haben die Deutsche Gesellschaft für Kinder und Jugendmedizin und die Deutsche Gesellschaft für Neugeborenenscreening eine Stellungnahme veröffentlicht: http://screening-dgns.de/PDF/2012-Stellungnahme_Internetanbieter_Screening.pdf.

Für einige Krankheitsbilder ergeben neue diagnostische und therapeutische Möglichkeiten jetzt die Chance und damit auch Verpflichtung für die Gemeinschaft, die Prognose von bislang schwer und schicksalhaft verlaufenden Erkrankungen durch eine frühe Diagnose im Neugeborenenscreening wesentlich zu verbessern. Eine schon aufgrund ihrer Häufigkeit besonders wichtige neue Zielkrankheit ist die cystische Fibrose (CF; Synonym: Mukoviszidose). In Deutschland werden jedes Jahr etwa 200 bis 250 Kinder mit CF geboren [49], insgesamt sind über 8000

G. Gramer et al., *Das erweiterte Neugeborenenscreening,* essentials,
DOI 10.1007/978-3-658-10493-1_9

Menschen betroffen. Eine frühe Diagnose der CF durch ein Neugeborenenscreening ermöglicht eine sofortige kompetente Behandlung der Betroffenen, wodurch die Morbidität und die Mortalität wesentlich verringert werden kann. Langzeitstudien aus den USA und Australien zeigen, dass dadurch Lebenserwartung und Lebensqualität im Vergleich zu erst nach Auftreten von Symptomen diagnostizierten Kindern deutlich verbessert werden [50, 51]. Auch eine Kostenreduktion für das Gesundheitswesen wird beschrieben.

In Deutschland wird die Diagnose Mukoviszidose dagegen im Mittel erst deutlich nach dem 1. Lebensjahr gestellt. Die Patienten weisen dann meist schon irreversible Sekundärveränderungen an der Lunge (Bronchiektasen) und anderen Organen (z. B. beginnende Leberveränderungen) auf. Nach Entwicklung eines optimierten auf Deutschland abgestimmten Screeningverfahrens [52] und langjährigen Beratungen im gemeinsamen Bundesausschusses der Ärzte und Krankenkassen (G-BA) wird eine positive Entscheidung und Umsetzung des Neugeborenenscreenings für Mukoviszidose im Jahre 2015 erwartet.

Sehr erfolgreiche Ergebnisse aus den USA mit der Durchführung eines Screenings auf angeborene Immundefekte (Severe Combined Immunodeficiency, SCID) legen auch für diese Krankheitsgruppe eine Aufnahme in den Katalog der Screeningerkrankungen für Deutschland nahe [53, 54]. Eine frühe Diagnose von angeborenen Immundefekten kann die Sterblichkeit in der Frühphase der Erkrankung um mehr als 90 % reduzieren. Die Gesamtmortalität nach Knochenmarkstransplantation sinkt um mehr als 80 %, was nach erfolgreichem Neugeborenenscreening eine Gesamtüberlebenschance von mehr als 90 % ergibt. Darüber hinaus konnten im amerikanischen Setting auch die Gesamtbehandlungskosten auf weniger als 1/5 der Kosten ohne Screening gesenkt werden. Für Deutschland wurde im vergangenen Jahr unter Federführung der Arbeitsgemeinschaft Pädiatrische Immunologie ein Konzeptpapier für ein Modellprojekt zum Neugeborenenscreening auf angeborene Immundefekte erarbeitet. Nach Abstimmung mit den Krankenkassen wurde jetzt gemeinsam mit Selbsthilfeorganisationen das Screening beantragt [55].

Des Weiteren wird von der Deutschen Gesellschaft für pädiatrische Hämatologie und Onkologie und der Deutschen Gesellschaft für Neugeborenenscreening ein Modellprojekt zur Überprüfung des Nutzens und der Machbarkeit eines flächendeckenden Neugeborenenscreenings auf Hämoglobinopathien entwickelt. Wiederum liegen bereits langjährige positive Erfahrungen aus vielen anderen Ländern vor. Bei der bekanntesten Hämoglobinopathie, der Sichelzellkrankheit, versterben ohne Frühdiagnose etwa 10 % der Betroffenen im ersten Lebensjahr, ca. 20 % in den ersten 5 Lebensjahren überwiegend durch schwere Infektionen und durch Milzsequestration. Diese Sterblichkeit kann durch die Einführung eines Neugeborenenscreenings deutlich gesenkt werden [56]. Nach der erfolgreichen Einführung eines Neugeborenenscreeningprogramms in den USA haben zahlreiche europäische Staaten bei einer Prävalenz der Sichelzellkrankheit bei Neugeborenen von mehr als 1:10.000 Neugeborenenscreeningprogramme für diese Krankheit eingeführt [57]. In Deutschland haben Pilotprojekte in Ballungszentren lokal eine unerwartet hohe Prävalenz der Sichelzellkrankheit im Bereich von 1:2500 gezeigt [58], und auch in einem Flächenland (Baden-Württemberg) lag die Inzidenz bei über 1:10.000.

Weitere wichtige Pilotprojekte evaluieren schließlich mögliche Erweiterungen des Tandem-Massenspektrometrie Screenings, konkret auf Tyrosinämie Typ I, Propionazidämie, Methylmalonazidämien, Störungen im Vitamin B_{12}-Stoffwechsel sowie Remethylierungs-Defekte (MTHFR, CblD, CblE, CblG). Die bisherigen Ergebnisse werden aktuell beraten und in Empfehlungen sinnvoller Verbesserungen und Erweiterungen dieser Zielkrankheiten münden [59].

Neue, oft komplexe Fragestellungen und Konstellationen im Gesamtkontext „Screening" werden immer wichtiger und zahlreicher. Dieses spiegelt rasche und oft entscheidende Fortschritte in diagnostischen Instrumentarien und Therapien wieder, wie auch die vor allem von den Kinder- und Jugendärzten propagierte und unterstützte Einstellung zur besseren Vorsorge und präventiver Medizin. Damit ergeben sich wunderbare neue Möglichkeiten für viele betroffene Kinder und ihre Familien, aber auch notwendige große Anstrengungen für eine sorgfältige Evaluation und Stärkung der naturgemäß immer komplexer werdenden Screeningprogramme.

Was Sie aus diesem Essential mitnehmen können

- Das Neugeborenenscreening ist die erfolgreichste Maßnahme zur Sekundärprävention gesundheitlicher Beeinträchtigungen.
- Voraussetzung für ein effektives Neugeborenenscreening ist ein klar strukturierter Ablauf des Screeningprozesses mit korrekter Durchführung von Aufklärung, Probenentnahme, Probenversand, Befundmitteilung und, falls erforderlich, zeitnaher Einleitung weiterer Diagnostik und Therapie.
- Das Neugeborenenscreening ermöglicht bei den meisten Kindern mit einer der in Deutschland erfassten Zielkrankheiten eine präsymptomatische Diagnosestellung, eine frühe Einleitung der Behandlung und eine überwiegend normale körperliche und geistige Entwicklung.
- Trotz dieses Erfolges ist das tägliche Leben mit der Stoffwechselstörung häufig für Eltern und Kind belastend. Deshalb ist eine langfristige interdisziplinäre Betreuung der Patienten und Familien erforderlich, die neben medizinischen Belangen auch psychologische, soziale und finanzielle Aspekte berücksichtigt.
- Aktuell erfordert der rasche Fortschritt neuer und verbesserter Therapien und Diagnoseverfahren in kurzer Folge Evaluationen und ggf. Einführung „neuer" Screeningkrankheiten.

G. Gramer et al., *Das erweiterte Neugeborenenscreening*, essentials,
DOI 10.1007/978-3-658-10493-1

Literatur

1. Fölling A. Über Ausscheidung von Phenylbrenztraubensäure in den Harn als Stoffwechselanomalie in Verbindung mit Imbezillität. Physiol Chem. 1934;227:169–76.
2. Hoffmann GF, Müller E, Burgard P. Phenylketonurie – Neue Herausforderungen einer lebenslangen chronischen Stoffwechselerkrankung. Pädiatrische Praxis 1994;48:41–54.
3. Guthrie R, Susi A. A simple phenylalanine method for detecting phenylketonuria in large populations of newborn infants. Pediatrics. 1963;32:338–43.
4. Hoffmann GF, Machill G. 25 Jahre Neugeborenenscreening auf angeborene Stoffwechselstorungen in Deutschland. Bestandsaufnahme, aktuelle Probleme und Ausblick. Monatsschr Kinderheilkd. 1994;142:857–62.
5. Schulze A, et al. Expanded newborn screening for inborn errors of metabolism by electrospray ionization-tandem mass spectrometry: results, outcome, and implications. Pediatrics. 2003;111:1399–406.
6. Hoffmann GF, et al. Frequencies of inherited organic acidurias and disorders of mitochondrial fatty acid transport and oxidation in Germany. Eur J Pediatr. 2004;163:76–80.
7. Bundesausschuss GBdÄuKG. Beschluss über eine Änderung der Richtlinen des Bundesausschusses der Ärzte und Krankenkassen über die Früherkennung von Krankheiten bei Kindern bis zur Vollendung des 6. Lebensjahres (Kinder-Richtlinien) zur Einführung des erweiterten Neugeborenen-Screenings. 2005. http://www.g-ba.de/informationen/beschluesse/zur-richtlinie/15/#170.
8. Bundesausschuss GBdÄuKG. Bekanntmachung eines Beschlusses des Gemeinsamen Bundesausschusses über eine Änderung der Kinder-Richtlinien: Anpassung des erweiterten Neugeborenen-Screenings an das Gendiagnostikgesetz (GenDG). 2011. http://www.g-ba.de/informationen/richtlinien/anlage/32/.
9. Beauchamp TL, Childress JF. Principles of biomedical ethics. 6th ed. Oxford: Oxford University Press; 2008.
10. Wilson JMG, Jungner G. Principles and practice of screening for disease. Geneva: World Health Organization; 1968.
11. Andermann A, et al. Guiding policy decisions for genetic screening: developing a systematic and transparent approach. Public Health Genomics. 2011;14:9–16.

G. Gramer et al., *Das erweiterte Neugeborenenscreening,* essentials,
DOI 10.1007/978-3-658-10493-1

12. Bundesregierung. Gesetz über genetische Untersuchungen bei Menschen (Gendiagnostikgesetz – GenDG). BGBl I:50. 2009.
13. Bundesausschuss GBdÄuKG. Bekanntmachung eines Beschlusses über eine Änderung der Kinder-Richtlinien: Einführung eines Neugeborenen-Hörscreenings vom 19.06.2008 Dtsch Ärztebl 2008; 105: A-2289/B-1957/C–1905.
14. Institut für Qualität und Wirtschaftlichkeit im Gesundheitswesen. Früherkennungsuntersuchungen von Hörstörungen bei Neugeborenen, Abschlussbericht S 05–01. 2007.
15. American College of Medical Genetics Newborn Screening Expert Group. Newborn screening: toward a uniform screening panel and system–executive summary. Pediatrics. 2006;117:296–307.
16. NHS Newborn Blood Spot Screening Programme. http://newbornbloodspot.screening.nhs.uk.
17. Burgard P, et al. Newborn screening programmes in Europe; arguments and efforts regarding harmonization. Part 2. From screening laboratory results to treatment, follow-up and quality assurance. J Inherit Metab Dis. 2012;35:613–25.
18. Loeber JG, et al. Newborn screening programmes in Europe; arguments and efforts regarding harmonization. Part 1. From blood spot to screening result. J Inherit Metab Dis. 2012;35:603–11.
19. Finckh-Kramer U, Spormann-Lagodzinski M, Gross M. German registry for hearing loss in children: results after 4 years. Int J Pediatr Otorhinolaryngol. 2000;56:113–27.
20. Korver AM, et al. Newborn hearing screening vs later hearing screening and developmental outcomes in children with permanent childhood hearing impairment. JAMA. 2010;304:1701–8.
21. McCann DC, et al. Reading and communication skills after universal newborn screening for permanent childhood hearing impairment. Arch Dis Child. 2009;94:293–7.
22. Wolff R, et al. Hearing screening in newborns: systematic review of accuracy, effectiveness, and effects of interventions after screening. Arch Dis Child. 2010;95:130–5.
23. Year 2007 position statement: Principles and guidelines for early hearing detection and intervention programs. Pediatrics. 2007;120:898–921.
24. Kennedy CR, et al. Language ability after early detection of permanent childhood hearing impairment. N Engl J Med. 2006;354:2131–41.
25. AWMF Leitlinie Periphere Hörstörungen im Kindesalter, Registernummer 049–010, Stand: 30.09.2013, gültig bis 31.12.2017. 2013.
26. Brockow I, Kummer P, Nennstiel-Ratzel U. Universelles Neugeborenen- Hörscreening (UNHS)- Ist eine erfolgreiche Umsetzung flächendeckend möglich? Gesundheitswesen. 2011;73:477–82.
27. Harms E, et al. Neue Screening-Richtlinien – Richtlinien zur Organisation und Durchführung des Neugeborenenscreenings auf angeborene Stoffwechselstörungen und Endokrinopathien in Deutschland. Monatsschr Kinderheilkd 2002;150:1424–40.
28. AWMF Leitlinie Neugeborenen-Screening auf angeborene Stoffwechselstörungen und Endokrinopathien. Registernummer 024–012, gültig bis 31.12.2016. http://www.awmf.org/leitlinien/detail/ll/024-012.html. Zugegriffen: 02. Dez. 2011.
29. AWMF Leitlinie Konfirmationsdiagnostik bei Verdacht auf angeborene Stoffwechselkrankheiten aus dem Neugeborenenscreening. Registernummer 027–021, gültig bis 31.03.2015. www.awmf.org/leitlinien/detail/ll/027-021.html. Zugegriffen: 01. Marz. 2010
30. AWMF Leitlinie Adrenogenitales Syndrom. Registernummer 027–047, gültig bis 31.01.2015. www.awmf.org/leitlinien/detail/ll/027-047.html. Zugegriffen: 01. Jan. 2010.

31. AWMF Leitlinie Diagnostik, Therapie und Verlaufskontrolle der angeborenen primären Hypothyreose. Registernummer 027–017, gültig bis 31.01.2016. www.awmf.org/leitlinien/detail/ll/027-017.html. Zugegriffen: 01. Feb. 2011.
32. Wendel U, Lindner M, Bettendorf M. Neugeborenenscreening in Deutschland: Positiver Screeningbefund – was ist zu tun? Stuttgart: Schattauer; 2009.
33. Deutsche Gesellschaft für Neugeborenenscreening. Screeningreport 2012. http://www.screening-dgns.de/screeningregister-2i.htm.
34. Nennstiel-Ratzel U, Luders A, Blankenstein O. Neugeborenenscreening. Ein Paradebeispiel für effektive Sekundärprävention. Bundesgesundheitsblatt. 2015;58:139–45.
35. Liebl B, et al. Very high compliance in an expanded MS-MS-based newborn screening program despite written parental consent. Prev Med. 2002;34:127–31.
36. Pollitt RJ, Leonard JV. Prospective surveillance study of medium chain acyl-CoA dehydrogenase deficiency in the UK. Arch Dis Child. 1998;79:116–9.
37. Pourfarzam M, et al. Neonatal screening for medium-chain acyl-CoA dehydrogenase deficiency. Lancet. 2001;358:1063–4.
38. Nennstiel-Ratzel U, et al. Reduced incidence of severe metabolic crisis or death in children with medium chain acyl-CoA dehydrogenase deficiency homozygous for c.985A > G identified by neonatal screening. Mol Genet Metab. 2005;85:157–9.
39. Lindner M, et al. Efficacy and outcome of expanded newborn screening for metabolic diseases-report of 10 years from South-West Germany. Orphanet J Rare Dis. 2011;6:44.
40. Wilcken B, et al. Expanded newborn screening: outcome in screened and unscreened patients at age 6 years. Pediatrics. 2009;124:e241–8.
41. Gurian EA, et al. Expanded newborn screening for biochemical disorders: the effect of a false-positive result. Pediatrics. 2006;117:1915–21.
42. Waisbren SE, et al. Effect of expanded newborn screening for biochemical genetic disorders on child outcomes and parental stress. JAMA. 2003;290:2564–72.
43. Leslie LK, Boyce WT. Consultation with the specialist. The vulnerable child. Pediatr Rev. 1996;17:323–26.
44. Prosser LA, et al. Parental tolerance of false-positive newborn screening results. Arch Pediatr Adolesc Med. 2008;162:870-6.
45. Wilcken B, et al. Outcome of neonatal screening for medium-chain acyl-CoA dehydrogenase deficiency in Australia: a cohort study. Lancet. 2007;369:37–42.
46. Gramer G, et al. Living with an inborn error of metabolism detected by newborn screening – Parents' perspectives on child development and impact on family life. J Inherit Metab Dis. 2014;37:189–95.
47. Gottschling A, Franze M, Hoffmann W. Entwicklungsverzögerungen bei Kindern: Screening als Grundlage für eine gezielte Förderung. Deutsches Ärzteblatt. 2012;3:123–5.
48. Arbeitsgemeinschaft für Pädiatrische Diätetik. Finanzielle Belastung durch diätetische Behandlung der Phenylketonurie Stand Juni 2007. http://www.netzwerk-apd.de/index.html.
49. Salvatore D, et al. An overview of international literature from cystic fibrosis registries. Part 3. Disease incidence, genotype/phenotype correlation, microbiology, pregnancy, clinical complications, lung transplantation, and miscellanea. J Cyst Fibros. 2011;10:71–85.
50. Lai HJ, et al. Association between initial disease presentation, lung disease outcomes, and survival in patients with cystic fibrosis. Am J Epidemiol. 2004;159:537–46.

51. Farrell PM, et al. Early diagnosis of cystic fibrosis through neonatal screening prevents severe malnutrition and improves long-term growth. Wisconsin cystic fibrosis neonatal screening study group. Pediatrics. 2001;107:1–13.
52. Sommerburg O, et al. Comparison of different IRT-PAP protocols to screen newborns for cystic fibrosis in three central European populations. J Cyst Fibros. 2014;13:15–23.
53. Kwan A, et al. Newborn screening for severe combined immunodeficiency in 11 screening programs in the United States. JAMA. 2014;312:729–38.
54. Kwan A, et al. Newborn screening for severe combined immunodeficiency and T-cell lymphopenia in California: results of the first 2 years. J Allergy Clin Immunol. 2013;132:140–50.
55. Albert M, Borte S, Wahn V. Konzept für ein bundesweites Modellprojekt zum Neugeborenenscreening auf angeborene Immundefekte. Commun Ped Immunol. 2013;2:11–6.
56. Vichinsky E, et al. Newborn screening for sickle cell disease: effect on mortality. Pediatrics. 1988;81:749–55.
57. Benson JM, Therrell BL, Jr. History and current status of newborn screening for hemoglobinopathies. Semin Perinatol. 2010;34:134–44.
58. Lobitz S, et al. Incidence of sickle cell disease in an unselected cohort of neonates born in Berlin, Germany. Eur J Hum Genet. 2014;22:1051–3.
59. Röschinger W, et al. Neue Zielerkrankungen im Neugeborenenscreening – Empfehlungen aus einem Pilotprojekt. Monatsschr Kinderheilkd. 2015;2:142–9.